発達障害の子どもを理解する

小西行郎
Konishi Yukuo

a pilot of wisdom

目次

第一章　発達障害をめぐる混乱——発達障害はなぜ増えたのか

第四章　見る・聞く・感じる世界が違う子どもたち——発達障害の発生プロセスを考える——115

第五章　障害があっても安心して暮らせる町 ―― 143

つなぎ問題は現場で考えよう
将来の見通しは「今」の積み重ねから
孤立する家族の問題
障害があっても安心して暮らせる町

第六章　子どもは〈子どもの世界〉で育つ――「ひとり」を見る、「みんな」を見る

問題行動は悪いもの？
私のことも見てほしい
良いことも悪いことも、すべて「発達」
なぜ自尊感情は傷つくのか
当たり前の育児観を忘れてしまった大人たち
発達障害の子どもは周囲の人たちをどう見ているか？
口数の少ない人はいいけれど
特別扱いしないカズ君
〈子どもの世界〉が発達障害の子どもを成長させる

本書で取り上げたケースは、共通するテーマにおいて脚色を加えるなど、プライバシーに配慮を行っている。

図版製作／クリエイティブメッセンジャー

第一章　発達障害をめぐる混乱

——発達障害はなぜ増えたのか

「虫博士」から「気になる子ども」へ

あるとき、私が子どもの発達相談を受けるために巡回訪問をしている保育所の園長先生から、こんな相談を受けました。

うちの保育所に、虫のことなら何でも知っているつばさ君（仮名）という四歳半の男の子がいます。彼は周囲の子どもたちから「虫博士」と呼ばれ、その知識の多さに保育士も一目置く存在でした。

ところが、ある発達障害をテーマにした講演会に参加して、障害をもった子どもの特徴を聞いた保育士たちが、こんなことを言い始めたのです。

「もしかすると、つばさ君はアスペルガー症候群ではないだろうか」

あんなに夢中になって虫を追いかけるのは変ではないか、一種の「こだわり」かもしれないと、むしろ「虫博士」と呼ばれていたことが問題になりました。それだけでなく、つばさ君が数字に強いことや、他人の話を聞いていないように見えることにも注目が集まっていきました。日常の保育をするうえでは何の問題もないのですが、きちんと診ていただいたほうがよいのでしょうか。

アスペルガー症候群は発達障害の一つで、興味や喜びの範囲が狭く、一つまたは複数の限定された興味に熱中する特性があるといわれます。加えて、人の表情や感情表現を読み取ることが苦手であるために、他者との社会的関係が結びにくく、対人コミュニケーション障害があるとされます。

園長先生は、日常の保育をするうえでは問題がないことを補足しながらも、アスペルガー症候群の特徴である「こだわり」や「情緒的結びつきの欠如」といわれるものが、一体どの程度のものを指すのか判断しかねる、と困惑した様子でした。

この話を聞いていて、私はふと、「なぜ今まで『虫博士』と呼ばれ、周囲から尊敬を集めていたつばさ君に対する見方が、いとも簡単に変わってしまったのだろうか」と疑問に思いました。そこで、その疑問を園長先生に素直にぶつけてみることにしました。

すると、こんな答えが返ってきたのです。

「でもね、先生。これだけ発達障害の問題に関心が集まると、子どもの様子を発達障害の特徴に当てはめて見てしまうこともあるんじゃないですか。それに、もし性格や個性ではなく障害の問題なら早く見つけてあげたほうがいいようなのです。最近では早期発見・早期支援の考えも受け入れざるを得ないと感じます。

ただ、昔だってこんな子どもはいて、ちょっと変わっているけれど結構面白いところもあって、普通に生活をしていましたよね」

私は園長先生の「受け入れざるを得ない」という言葉が心にひっかかりました。本意ではないけれども、発達障害の対応には敏感にならざるを得ないということでしょうか。このように最近、親や保育士、教師、保健師などから、発達障害に関する相談を受けることが多くなりました。

これって障害？

私が発達相談を受けていて、よく耳にするのが「ちょっと気になる子ども」という言葉です。いつしか拡がり始めたこの言葉は、身辺自立の不十分さに加え、保育所、幼稚園、学校、学童保育など、集団生活で不適応行動を起こしがちな子どもを表現するときに用いられます。そしてこの言葉を使うとき、子どものささいな行動を「問題行動」や「不適切な行動」と捉《とら》え、発達障害の「症状」と結びつけようとする大人の意図が感じられます。

というのも、私の勤める大学に育児相談に来た親から、「子どもが風邪《かぜ》をひいたので小児科を受診したら、子どもが泣いてばかりいて言うことを聞かなかったので、先生がコンピュータで発達障害の診断の手引きをダウンロードして、いくつか質問のやりとりをしたあと、『このお子さんは注意欠陥多動性障害（ＡＤＨＤ）だと思う。メチルフェニデートを服用したほうがいい』と言われて処方をされた」と聞かされたケースがあったからです。

また、保健所の一歳半健診で「人と目を合わせない」という理由で「自閉症だと思うから専門医のところに行くよう」に勧められ、受診をすると医師は問診だけで言語聴覚士による言語治療を決めた、というケースもありました。

もっと驚いたのは、来日間もない二歳の外国人の女の子が、保健師と保育士に付き添われて私のところにやってきたことでした。相談の内容は、

「この子は保育所に入園以来ほとんど会話がなく、人と接するのを怖がって誰とも目を合

わそうとしません。うまく人間関係が築けないのは、発達障害だからでしょうか。家庭環境も複雑で、食事もきちんと摂っておらず、安定した生活を送っていないようです」というものでした。保健師さんと保育士さんは、女児の生活環境が不安定であることよりも、発達障害の可能性をしきりに訴えていました。

しかし、日本語を話せない外国人の子どもが突然日本に来て、知り合いもいないなかですぐに周囲の人たちと打ち解けるのは困難です。うまく会話ができないのは、日本語が話せないからであり、人と接するのを怖がっているのは、家庭環境の複雑さや日本での暮らしに不慣れなためと考えるのが妥当でしょう。だとすれば、この女の子に必要なのは、発達障害を疑うことではなく、安心して生活できる環境を整えることになります。

最近では、保育士や学校の担任から専門の医療機関を受診して確定診断をもらうよう促されるケースも増えてきています。こうした安易な診断や治療の拡がりからは子育てや教育現場の混乱ぶりがうかがえ、目先の対応に追われて障害の診断名をつけることへの重みが私たち大人の間で薄れている証《あかし》かもしれない、と思うのです。

発達神経学という学問――子どもの様子は「ちょっと」ではわからない

私の専門は発達神経学です。発達神経学は、三〇年ほど前にオランダのフローニンゲン大学の行動発達学者であったハインツ・プレヒテル教授が創設した比較的新しい学問です。

発達神経学では、「人の動きや言葉は脳神経の働きと密接に関係がある」との立場から、主に胎児から乳幼児の姿勢、動き、言葉などにあらわれる発達学的な変化を、脳神経の発達とあわせて総合的に研究します。

発達神経学の研究方法には、子どもの運動や言語の発達の状態を観察することで脳の神経機能がうまく働いているかどうかを調べる方法と、機能的磁気共鳴画像法（ｆＭＲＩ）やポジトロン断層法（ＰＥＴ）などの機械を使って脳の血流動態を調べ、脳内の各部位がどのような機能を担っているのかを画像化（イメージング）する方法などがあります。

私たち子どもの神経疾患を専門とする小児科医が普段診察するときに用いる方法は、主に前者で、「神経学的診断法」と呼ばれます。

神経学的診断法では、子どもの様子を、姿勢、反射、筋緊張、表情、しぐさ、目線などの発達神経学的な要素にしたがって「観察」します。

診察室に入ってくるときの子どもの表情、動作、知らない他人（医師）と会ったときの視線や表情、知らない他人から声をかけられたときの目線、言葉、身体の動きを総合的に「見て」、脳神経が正常に発達しているか調べるのです。同時に、複数の生活場面における子どもの様子を確認するために、普段の行動に関する情報も親などからできるだけ収集します。

その一方で、標準的な発達をとげる定型発達の子どもに関する知識も頭に入れておく必要があります。なぜなら、大人が「こうしてほしい」と望むような理想的な振る舞いだけでなく、相手の話を聞いていないように見えたり、そわそわと落ち着かなかったり、反抗的になったり、気分にむらがあったり、友だちとうまく遊べなかったりするのも子どもの典型的な特徴であるからです。

何より成長期にある子どもの発達は、時期によってめまぐるしく変化し、個人差があります。ですから、数カ月から数年単位の経過観察を行うなかでようやく診断が確定した子どももいて、質問表（チェックシート）のみで簡単に診断できたり、ましてやその場で薬を処方できたりするケースは稀《まれ》であるように思います。

このように私たち小児科の医師が慎重な手順を踏むのには理由があります。

一つは、第二章でも述べるように、発達障害はいくつかの理由から実態がつかみにくく、診断に時間がかかること。もう一つは、「診断名を告げること」への重みを経験的に感じてのことです。

ところが、一九八〇年代にアメリカから発達障害の概念がわが国に伝わると、「症状」と呼ばれる行動特性を主眼に子どもを見る気運が高まり、「早期発見・早期治療」の考えが無検証に受け入れられていきました。「ちょっと気になる」などという手軽な表現も、発達障害の概念が日本で急速に浸透する大きな要因であったと思います。

問われる子どもの「社会性」

それでは育児や保育、または教育の現場で指摘される「ちょっと気になる」という表現は、どのような意味合いで使われるのでしょうか。

端的に言うと、「他のみんなと同じようにできない」ということではないかと思います。

・同年齢の子どもの大多数ができることができない
・他の子どもには見られない行動をとる
・他の子どもにも見られる行動だけれどもその程度が通常の範囲を超えている

本来、これらの様子と発達障害は直接結びつけられるものではないのですが、私が保育所や幼稚園の先生方から相談を受けるとき、「子どものどんな様子が気になりますか」という質問に一番多く返ってくる答えが「集団活動ができない子ども」です。その他、「落ち着きのない子ども」「他人の言うことを聞かない子ども」「乱暴な子ども」などの回答が目立ちます。

これらに共通するのは、「社会性に問題があり、保育や教育がしにくい子ども」という感覚です。「個々の子どもの発達を大切に」という一方で、「集団活動が円滑に送れない子ども」は、やはり保育がしにくく、問題があると見なされるのでしょう。

近年、こうした子どもたちの増加が社会問題となっています。発達相談を受けるために保育所や小学校を訪れると、現場の先生方から「発達障害の子どもは本当に増えたかどう

主病名別新規ケースの推移

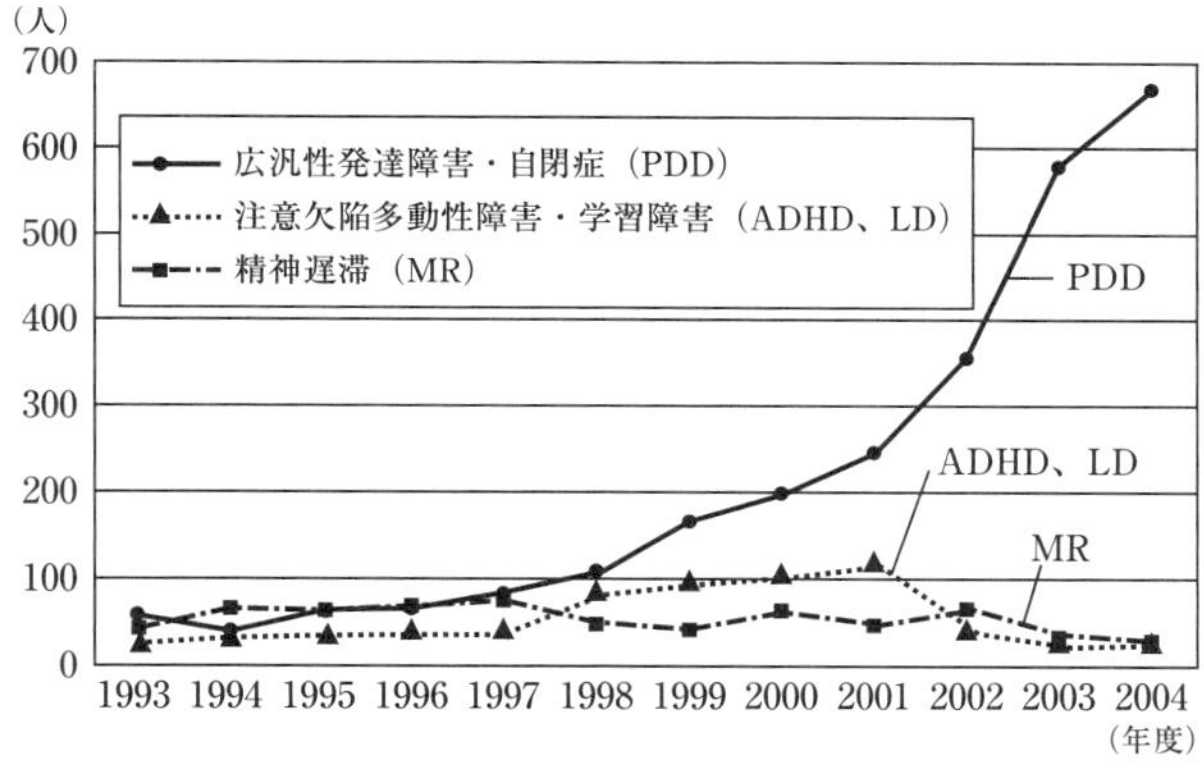

『発達障害白書2009年版』より（一部改変）

かはわからないけれど、増えたと感じる」という話をよく聞くようになりました。

ではなぜ発達障害の子どもは増えた（またはそのように感じられる）のでしょうか。この章では、少し学問的な話を交えながら、発達障害の増加の背景について考えることにしましょう。

急激に増えた障害

上の図は、岡山市にある旭川荘《あさひがわそう》療育センター児童院の発達障害外来で、初診の受診者を病名別に分類し、その数をグラフ化したものです。

特徴的なのは、近年、広汎性発達障害・

自閉症と診断される子どもが急激に増加していることです。二〇〇四年度は一一年前の一九九三年度と比べて一一倍強の増加となっています。他の、注意欠陥多動性障害（ADHD）や学習障害（LD）、精神遅滞（MR。一般には「知的障害」として知られています。以下「知的障害」）は横ばい、または若干の減少傾向にあります。

児童精神科の単科病院である都立梅ヶ丘病院（二〇一〇年に都立小児総合医療センターに統合）でも、外来統計資料をもとに同様の調査が行われ、二一ページの図と似たような結果が得られています。調査を行った田中哲氏は、結果を次のように分析しています。内容を整理して紹介します。

- 児童精神科を訪れる新来患者の増加は、発達障害の子どもの受診の増加による
- 新来患者数中の発達障害の患者数を中心になって押し上げてきたのは、知的発達の遅れを伴わない広汎性発達障害（高機能のPDD）の子どもたちである
- 広汎性発達障害全体として見たときに、知的発達の遅れが中程度の中・低機能群から、知的発達の遅れがほとんど見られない高機能群へのシフトは、この一五年間を通して

一貫した傾向である

つまり、児童精神科を訪れる新規の患者の数は、発達障害の子どもの受診によって増え、なかでも知的発達の遅れが目立たない広汎性発達障害と診断される子どもが増加している、しかも近年はその傾向が顕著である、と述べられています。日ごろ私たちが感じているように、たしかに発達障害、なかでも広汎性発達障害と診断される子どもは増えているのです。

広汎性発達障害とは

ここで、広汎性発達障害と診断される子どもが増加した理由を述べる前に、これと関連して自閉症の概念について簡単に説明しておきましょう。次頁の表を見てください。

自閉症では、①他人と感情を共有する、意思疎通を図るなどの社会的関係の困難、②言葉の発達の遅れ、言葉が獲得できない、③興味や関心が狭く、特定の物や場所、行為にこだわる、という三つの大きな特徴がよく知られています。この障害には知的障害を伴う子

自閉性障害とは

自閉症（カナータイプ）	広汎性発達障害（PDD）	
	高機能自閉症	アスペルガー症候群
知的障害：あり 特徴： ①他人と感情を共有する、意思疎通を図るなどの社会的関係の困難 ②言葉の発達の遅れ、言葉が獲得できない ③興味や関心が狭く、特定の物や場所、行為にこだわる	知的障害：ない、またはほとんど目立たない 特徴： 小さいころに②が目立っていても、次第に言葉を獲得し、①と③が症状としてあらわれる	知的障害：ない、またはほとんど目立たない 特徴： 小さいころから言葉の遅れがなく、①と③が症状としてあらわれる

どもが多く見られ、①②③において重篤な症状をきたします。こうした子どもたちは、発見者レオ・カナーの名前をとってカナー（タイプの）自閉症とか古典的なタイプの自閉症といわれます。

ところで、小さいころに、②の「言葉の発達の遅れ」が目立っていても、次第に言葉を獲得し、会話が可能になる子どもがいます。こうした子どもは、知的な遅れがないか、ほとんどみられない「高機能自閉症」と呼ばれます。また、小さいころから言葉の遅れが目立たず、三つの特徴のうち、①と③が症状としてあらわれる子どもは「アスペルガー症候群」と呼ばれます。そしてこの二つの障害は、広汎性発達障害（ＰＤＤ：Pervasive Developmental Disorders）と呼ばれるカテゴリーに含まれます。

したがって、近年、増加傾向にある広汎性発達障害の子どもというのは、「明らかな知的障害が見られない一方で、かぎられた対象に強い関心を示し、他者と社会的関係を結ぶのが困難な子ども」ということになります。

小児科医は社会的な目をもて

ところで発達障害の原因論には、妊娠中の母親の飲酒、喫煙、ストレスの他、低出生体重児、最近では環境汚染物質の影響、遺伝子の異常や胎内でのホルモン分泌の異常などとの関係がいわれています。しかし医学的には、こうした生物学的要因の影響があったとしても、それだけで特定の疾病や障害が短期間に急激に増えるのは考えにくいというのが定説です。

小児神経科医として障害児医療に携わって三〇年以上が経ちますが、この間、多少の増加は感じるものの、今日のような社会問題化するほどの増加はあまりにも不自然です。

私は若いころ、先輩の小児科医から「社会の矛盾や問題が顕在化するとき、異変は最初に子どもやお年寄りにあらわれる」と教えられたことがあります。「ある特定の地域や国で似たような症状が頻発したときは必ず社会的な背景を考えよ、小児科医は社会的な目をもて」というわけです。

ここまで見てきたように、広汎性発達障害と診断される子どもの増加曲線は、生物学的要因だけで説明できるほど緩やかなものではありませんでした。このことから、私は近年の発達障害の明らかな増加は、生物学的要因以上に社会的要因が強く働いているのではないかと考えています。

ではなぜ、本来、変動要因が少ないはずの障害が急激に増加したのでしょうか。

この点について早稲田大学の坂爪一幸教授は、「発達障害の概念や診断基準が、この臨床像のスペクトラム性に沿って、次第に拡大してしまった可能性」(「発達障害のある子への臨床からみた障害の変化」)を指摘しています。

スペクトラムとは

スペクトラムの代表的な概念に、一九九〇年代に自閉症の研究者らによって提案された「自閉症スペクトラム」仮説があります。

スペクトラムとは「連続体」を意味します。一方に自閉症を、その対極の直線上に健常者を位置づけ、両者を知的障害や自閉性の程度などで結び、一つの連続したものとして考えます。その中間的存在として位置づけられるのがアスペルガー症候群です。

今日の広汎性発達障害の増加を、坂爪氏のいうスペクトラムと関連づけて考えると、つまりこういうことではないでしょうか。

医療や教育の現場で、人々が「これは障害である」と考える基準が、古典的なタイプの重度の自閉症から、知的な遅れの目立たない広汎性発達障害へと拡がっていった——。

先述のように、広汎性発達障害児はかぎられた対象に強い関心を示し、他者と社会的関係を結ぶのが困難な子どもです。そして近年の目立った傾向は広汎性発達障害のなかでも知的障害の目立たない高機能群の増加です。

少し踏み込んだ言い方をすれば、以前ならちょっとくらい発達が遅かったり、集団からはみ出る行動をしていたりしても、「変わった子どもだけれど、いいところもあるよね」

と言われながらそれなりに集団のなかで育っていた子どもが、最近では「障害のある子ども」として認知され、対応を求められるようになってきた、ということではないでしょうか。

日本人を対象にした自閉症スペクトラム研究

この話を理解するうえで興味深い研究があるので紹介しましょう。

自閉症スペクトラム仮説を数値化し、自閉症傾向の程度を測る尺度の一つに、自閉症研究で有名な発達心理学者サイモン・B・コーエンらが開発した「自閉症スペクトラム（AQ）指数」があります。この尺度は、障害に該当するかどうか、より精密な診断を実施すべきかどうかの予備診断に加えて、健常者の自閉症傾向の個人差が測定できるといわれています。

千葉大学の若林明雄教授らは、コーエン氏と協働で日本語版AQ尺度を作成し、日本人を対象に自閉症スペクトラム仮説の妥当性を検証する研究を行いました。

研究に参加したのは、

①高機能自閉症あるいはアスペルガー症候群と診断された成人……男性四四名、女性一三名、計五七名（以下「ＰＤＤ群」）
②企業に勤める成人……男性一〇三名、女性九一名、計一九四名（以下「成人群」）
③大学生……男性五五五名、女性四九五名、計一〇五〇名（以下「大学生群」）

の三群、計一三〇一名の人たちです。三群の平均点は次のようになりました。合計得点が高くなるほど、自閉症傾向は強くなります。

①ＰＤＤ群……三七・九点
②成人群……一八・五点
③大学生群……二〇・七点

次頁の図の研究結果を見ると、「ＰＤＤ群」は図の右寄りに山を作り、「成人群」と「大

日本人を対象としたAQの得点分布

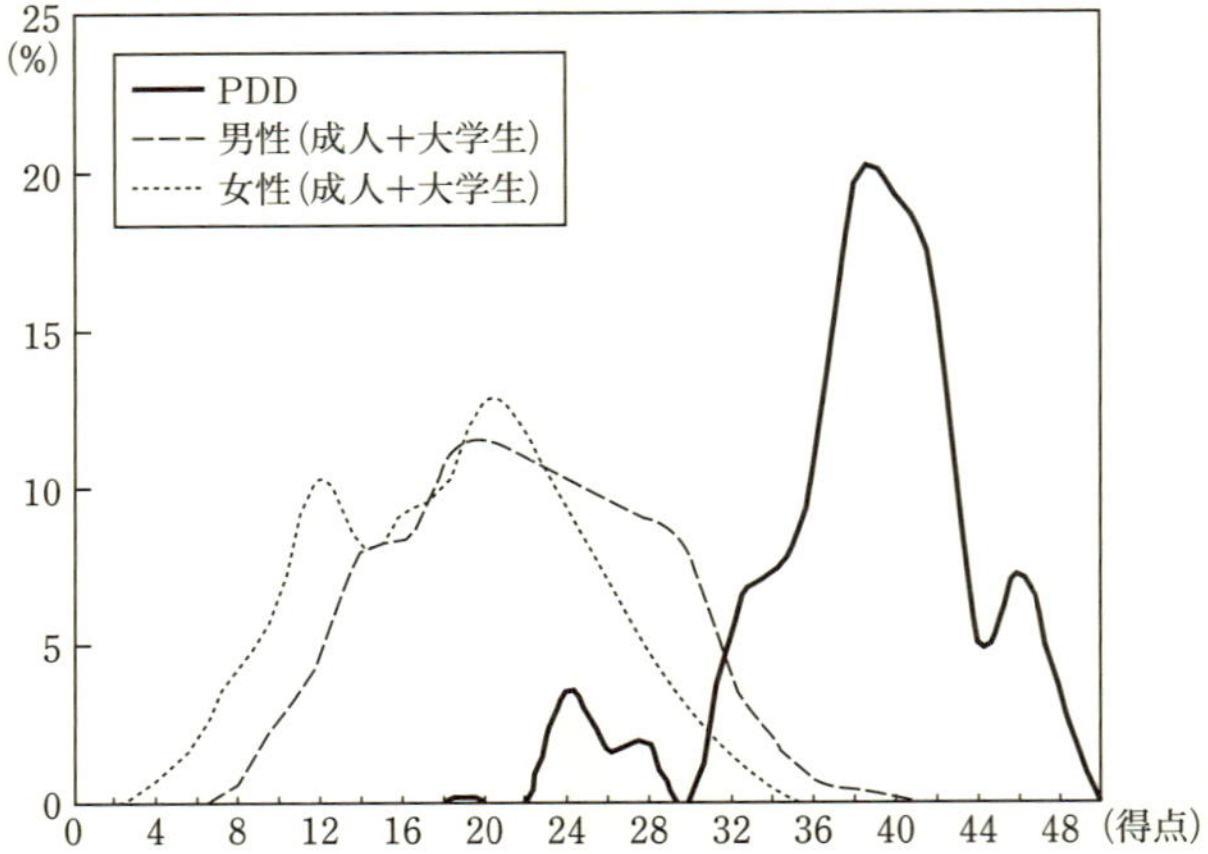

注：縦軸を発生頻度（％）に統一しているため「ＰＤＤ群」が多く感じられる。

学生群」をあわせた「健常群」は男女ともに左寄りに山を作っています。したがってＡＱ尺度は、障害に該当するかどうかなどの「臨床的診断」と、健常者の自閉症傾向には個人差があるという「個人差の測定」の双方において有効な尺度であることがわかります。

グレーゾーンはどこに

ところで、ＡＱ尺度の有効性を検証するという研究の趣旨から少し外れますが、この研究の結果は今日の発達障害の問題を考えるうえで大変

日本人を対象としたAQの得点分布（再掲）

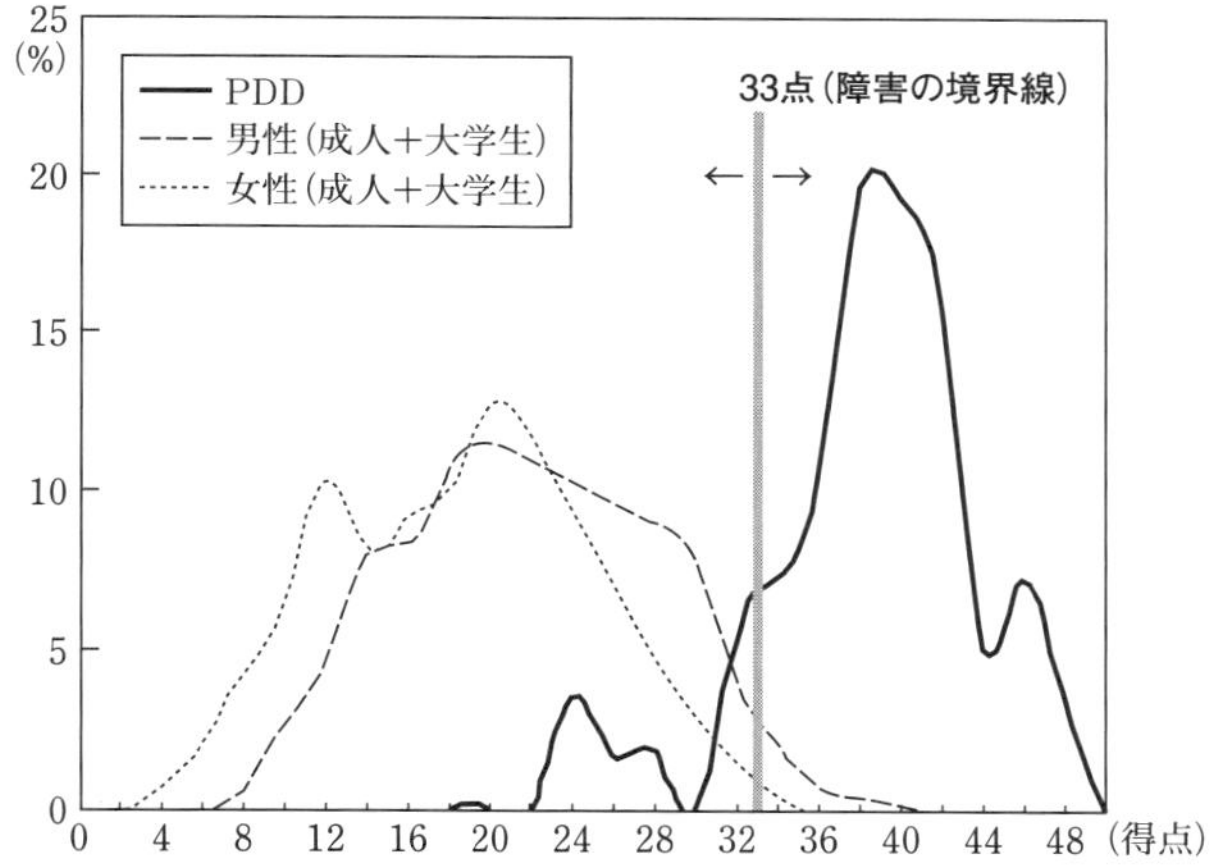

前頁の図とも若林明雄「自閉症スペクトラムのアナログ研究」より（一部改変）

示唆的であると私は考えています。

日本語版ＡＱ尺度では、合計得点が三三点以上の場合を「臨床的な障害となり得る水準の自閉症傾向」と定めています。そこで実際に、三三点のところに線を引いたとき、健常群、ＰＤＤ群のそれぞれにどのようなことが言えるのか見てみたいと思います（上図）。

まず、「健常群」のなかには境界線より右側にはみ出る群があり、「ＰＤＤ群」の分布のなかにも境界線の左側に「臨床的な障害となり得る水準」からはみ出る群があることがわかります。

　こうした境界線の周辺は「正常」と「異常」の中間という意味で「グレーゾーン（境界域）」と呼ばれます。この概念はどのような診断行為にもつきものです。たとえば、メタボリックシンドロームや糖尿病の診断では、正常域ではないけれども病気（異常）ともいえない範囲をグレーゾーンとか境界域と表現します。

　ではもう一度、前頁の図を見てください。ここで仮に、自閉性障害の境界線を三三点よりも高い得点の位置に移動させたとします。

　すると、自閉性障害に該当する範囲が狭くなり、より多くの自閉症傾向の子どもが自閉症傾向の外側に出ることになります。つまり「健常と見なされ」ます。その一方で、診断上の「見落とし」は増えるかもしれません。

　逆に、境界線を三三点よりも低い得点の位置に移動させたとします。

　すると今度は、自閉性障害に該当する範囲は広くなり、より多くの子どもが障害の範《はん》疇《ちゅう》に含まれることになります。ただし、診断上の「見落とし」は減っていくかもしれません。

このように、診断という行為には、「正常」と「異常」の基準をどこに設けるかによって、該当者が増えることも、減ることもあることをこの図は示しているのです。

あいまいな診断の基準

ＡＱ尺度のグラフを眺めながら議論をするだけだと、「境界線は三三点と決められているのだから、基準通りに診断をすればグレーゾーンの混乱は起きない」と思われるかもしれません。でも、実際の障害診断の現場ではもう少しあいまいなことが起こっています。

旭川荘療育センター児童院や都立梅ヶ丘病院と同様に、広汎性発達障害の増加を検証した発達協会王子クリニックの石崎朝世、洲鎌倫子《すがまみちこ》の両氏は次のように述べています。

> ＭＲのないＰＤＤとＰＤＤの要素あるいはＡＤ／ＨＤの要素があるが障害とはいえない例が増加した。特に近年は、発達障害の特徴は目立たないがその要素があって適応障害を起こし、あるいは家族が子育てに悩み、受診にいたる例が増加していた。
>
> （「小児科臨床の立場から」。傍点は筆者、以下同様）

ここでは、障害とは断定できないけれども、広汎性発達障害や注意欠陥多動性障害の要素があって、家族を含む他者とのコミュニケーションで不都合が生じるようなケースでは、発達障害と診断される可能性がある、ということを示しています。

一方で、これとまったく異なる指摘もあります。日本語版ＡＱ尺度の実験を行った先ほどの若林氏は、「健常群」の大学生について次のように述べています。

> ＡＱで33点以上であった人の58％はＤＳＭ―Ⅳの自閉性障害の診断基準に該当していたが、彼らは日常生活で特に不都合を示していないために障害であるとは考えられなかった。
>
> （若林明雄他「自閉症スペクトラム指数（ＡＱ）日本語版の標準化」）

ここでは、自閉性障害の診断基準に該当するケースでも、成長する過程で障害の診断を受けず、また日常生活でも不都合が起きていなければ障害とは見なされない可能性がある、ということが述べられています。

つまり、診断基準上は同じゾーンにいる子どもでも、周囲の人たちとの間に問題があれば障害といわれ、なければ障害といわれないという、不可解な状況が起きているのです。そして、近年の発達障害の増加から言えることは、診断者が子どもを見るときの基準が、異常を多く取る方向に向かっているのではないか、ということです。

発達障害はなぜ増えた

では、なぜこうしたことが起きているのでしょうか。

今日、発達障害と診断される子どもの増加理由については諸説がありますが、主なものをあげてみましょう。

- 「発達障害」という障害概念そのものがもつあいまいさと不確かさ
- 診断をする医師の症状観や障害観の変化、診断をする医師の増加
- 検査方法の進歩（種類の増加と検査方法の細分化）
- 政府の支援強化による、当事者とその家族が利用できるサービスの質的・量的拡大

・保健所における健診の取り組み強化
・保育士や教師に対する早期発見・早期支援へのプレッシャー
・保護者による特別支援教育に対する関心の高まり
・書籍やインターネットを通じた簡便な診断チェックリストの氾濫
・「育てにくい子ども」への気づきの増加

最大の増加理由は、そもそも「発達障害」があいまいで不確かな障害概念であるにもかかわらず、確定的な対処をしようとしていることです。そしてどの要因も、子どもに直接関係する生物的要因というよりも、その周辺にある社会的要因であることがわかります。発達障害をもつ子どもが急激に増えたように感じられたのは、実は、発達障害をもつ子どもが増えたことが主原因なのではなく、子どもたちを取り巻く社会環境が変わったからなのです。

少子化で変化した育児観

近年、子どもの置かれている状況は昔と比べて劇的に変化しています。

私は二〇〇三年に上梓した『赤ちゃんと脳科学』（集英社新書）のなかで、今日、子どもは「授かる」ものという感覚ではなく、「作られる」ものという考え方に変化した、同時に子どもは「育つ」ものから、「育てる」ものへと変化した、と述べました。そしてこの育児観には、いずれも「大人が主導である」、つまり最初に大人の選択や働きかけがあるという共通点があることも指摘しました。

子どもは大人が守るもの、子どもは守られる権利をもつものという価値観が当たり前の時代ですから、さほど驚く内容ではないのかもしれません。しかし最近、ここ数十年に見られる右の育児観の変化は、実はその根底でもっと大きな変化を生んでいたのではないか、と思うようになりました。

というのも、育児会や発達相談で、保護者や保育・教育関係者の方々と話をしていると、子どもの「いいところ」よりも、「悪いところ」を見つけてレッテルを貼《は》り、対処しようとする方が多いからです。また「そうしなければならない」と思い込んでいるようです。たとえば、最近、子どもの定期健診の「予行演習」をする親が出始めているといいます。

その背景にあるのは、子どもは自ら「育つ」ものという感覚ではなく、大人が「育てる」ものという感覚、それも「個別に見て指導する」ものという感覚ではないでしょうか。

「子どもの個別的ニーズ」がもたらしたもの

一九八〇年代の臨教審（臨時教育審議会）以来、「個性」が教育改革のキーワードになり、教育の「個別化」「多様化」に向けた改革が進められたことをご存知でしょうか。

この改革によって教育の現場では個別学習やグループ学習が導入・拡大されました。それとともに、これまで行われてきた一斉授業は、画一的で知識優先型の古い教育方法だとして存在感が薄れていきました。

元東京大学教授の藤田英典氏によると、「個別化」が興味深いのは、個別化が進めば進むほど、指導者には子どもたちが学べる・遊べる環境の工夫よりも、個々の子どもの興味・関心を的確に把握し、適切に指導・助言することが求められることだといいます。

同時に、従来の一斉授業のメリットでもあった、単なる活動単位ではなく、教師と生徒が一緒に成長する育ちの基盤であり、教師の力量形成の基盤でもあった学級という集団

（コミュニティ）の意義や機能は軽視されていきました。子どもは「みんなで育つ」ものから、「個別に育てられる（支援される）」ものへと変化していったのです。

　同じような変化は各家庭でも起こっています。

　一家のなかでの子どもの数が少なくなり、一人の子どもに対する親の注目度が高くなると、生活の豊かさとともに、自分の子どもにより適切でより行き届いた教育を受けさせたいという親の思いは強まっていきました。できるだけ早く、良い環境を作って学ばせてあげようというのは、今ではごく普通の育児観になったように思います。

　たとえば、早くに保育所や幼稚園に通い始める子どもの増加とともに、子どもは比較的低年齢から集団生活を送るようになりました。成長発達の変動期に早く集団に適応しなければならない、いわば「発達の前倒し」によって、子どもだけでなく親自身にも、発達の実情を無視した円滑な人間関係や社会適応が求められているのではないでしょうか。近年の情報化、スピード化、効率化、合理化などの時代的変化もこれを加速させています。競争社会のなかで勝ち組負け組を意識させられるのです。

　一方で、子どもの遊びも、都市集中化やおもちゃの進化とともに変化しました。かつて、子どもといえば外でみんなと夕方遅くまで遊ぶもの。特別な道具などなくとも、誰でもできる簡単な遊びに全身の意識と感覚を集中し、それこそ団子のようになって遊びました。そのなかで、他の子どもと一緒に自然と社会性を身につけ、周りの人々の温かな心づかいと、自分自身の力でどうにか育っていったように思います。

しかし、今は家でゲームをしたり、スポーツクラブや習いごと教室に通ったりして過ごします。友だちとゆっくり関係を築く余裕もなく、過干渉・過保護ともとれる親の視線のなかで、大人社会が求める社会性を身につけなければなりません。

かつて日本では当たり前とされてきた、「子どもは自ら育つ」、それも「周囲との相互作用のなかで他の子どもと一緒に育つ」という育児観は大きく後退することになったのです。

「困っている子」から「困った子」へ

家庭や教育の現場で「個々の子どもの特性やニーズを把握しよう」という気運が高まるなかで、発達に問題のある（またはそのように見える）子どもが発見されると、そうした子どもたちへの政府の対応は一気に進んでいきました。

二〇〇二（平成一四）年、文部科学省は全国五地域の公立小中学校の教員を対象に調査を実施し、通常学級に通う生徒のうち、知的発達に遅れはないものの学習面や行動面で著しい困難を示す児童生徒の割合が六・三％に上ることを発表しました。医師が診断したものではありませんでしたが、その頻度の高さに人々と教育関係者は大きな衝撃を受けました。それまで日本の特殊教育の主な対象児童は知的障害児で、全児童数の二％程度とされてきたのですが、特別な支援を必要とする児童がその数倍いることが明らかになったからです。

三年後の、二〇〇五年四月に施行された「発達障害者支援法」では、発達障害児に対する「早期発見・早期支援」が国や地方公共団体の責務として明記されます。

また、二〇〇七年四月に出された文科省の通知「特別支援教育の推進について」では、その理念として、「幼児児童生徒一人一人の教育的ニーズを把握し、（中略）適切な指導及び必要な支援を行う」ことが強調されました。

ここで、私が関西のある都市で行った講演のあとで、一人の小学校の養護教諭がしてくれた話を紹介したいと思います。

ご存知のように、小学校にも特別支援教育が導入されるようになりました。そのきっかけとなったのが、現場の教師や親の「困り感」だったと思います。「困り感」から特定の子どもに対する特別支援教育が始まりました。しかし、同僚といつも議論になるのは、そもそも誰が困っているのだろうね、ということです。

発達障害の子どもを見ていると、たしかに子ども自身が困っている場面もあるのですが、それ以上に大人が「困る場面」や「集団としてうまくいかない場面」としていろいろな「困った」を抽出して自分たちの仕事を増やし、そのなかでまた指導を繰り返す……。「困っている子」のはずが、「困った子」になってしまっているんですね。本当にこれでいいのかなと感じるような、そんな場面がいくつもありました。

私が懸念するのは、近年の「個別化」が単なる教育方針の変更にとどまらず、子どものあら探しや「子ども集団」の解体につながったことです。子どもの発達に対する許容範囲を矮小化し、子どもが自分で社会性を育む場を奪いながら、「社会性のない子どもが増えた」と大騒ぎしているように見えるのです。

しかし、こうした育児観が、子どもの育ちにどのような意味をもち、また今後の日本社会にどう影響していくのか、私たちはそろそろ真剣に議論をする時期に差しかかっているのではないでしょうか。

安易な判断や治療に対する私見

残念ながら今後ますます発達障害の診断は増えるだろう、と私は考えています。

医療・教育従事者の側においては、安易な診断と科学的根拠のない療育・訓練法の拡がりが顕著だからです。子ども虐待を「第四の発達障害」として発達障害の要素に含めようとする主張もあり、専門家の間でも未だに発達障害の概念は一定していません。

そのうえ発達障害の薬物療法が一般化し、周囲の人たちが困れば薬で落ち着かせようとする流れは収まりそうにありません。小児科医の間でも、発達障害を通常の病気と同じように考える雰囲気が拡がっています。

しかし、軽度とされる発達障害といえども「障害」であることを私たち臨床家は忘れてはならないと思います。障害は簡単に治るものではありませんし、一生付き合わなければならない可能性のあるものです。たとえ善意であっても、一度でも診断を受けると、子どもとその家族は一生それを背負って生きなければならないのです。福祉医療機構社会福祉振興助成事業による平成二二年度調査では、六五％の小児神経科医らが発達障害に対する診断法（ＤＳＭ）に疑問をもっており、科学的な診断方法の開発が必要と考えています（『発達障害は、これからも増え続けていくのか？』）。当事者である子どもや保護者の立場に立てば、医療従事者はもっと慎重に診断や訓練を行うべきではないでしょうか。

同時に、私たち子をもつ親の側にも意識してできることはあると思います。

「子育てに正解はない」といわれるように、子どもの状態を正常・異常に規定することはそれ自体が大変難しいことです。環境が異なれば判断が逆になることも少なからずあります。医療機関や保健所などで発達障害の疑いを指摘されたからといって、過度に深刻に考えないでいただきたいと思います。

発達障害の解説書を読んでいて発達障害の特徴が一つでも当てはまると、連鎖反応的に

「悪いところ」が気になり始めることはよくあることです。

しかし、子どもの様子を見るときに気にすべきことは、「個別の問題にこだわること」ではなく、食事、睡眠、運動、興味（五感）、言葉など、子どもの発達を「総合的に見て、判断すること」です。こだわりがあるから発達障害、ではないのです。

「問題」といわれる子どもの行動には、すべてと言っていいほど「子どもからの言葉」が込められています。理解できない行動はほとんどありませんし、仮にあったとしても、子どもの行動を全体として観察していれば、自ずと見当や見通しがつきます。重要なのは、子どものことを一番よく知っているのは親である、と自分の「見る目」に自信をもつことです。そして自分の子どもに自信をもつことです。子どもを正常か異常かで見るのではなく、何より「いいところ」を探しておくことではないでしょうか。

仮に医師にかかる場合は、子どもの様子を丁寧に観察し、診察し、相談に乗ってくれる医師を探してください。ときにはセカンドオピニオンを求めることも必要かもしれません。早期診断よりも、納得のいく診断と説明を求めることが大切だと私は思います。

大切なのは子どもの発達をトータルに見ること

この章で指摘したように発達障害の子どもの急激な増加は、発達障害の解明と理解が未だ十分になされていないことのあらわれです。こうした現状を打開するためには、「子どもの発達」をその初期段階、つまり胎児期から研究する必要があると私は考えています。そして、科学的根拠と呼ばれるものを整理し、発達障害の理解につながる情報として確実に伝えていくことが大切です。

近年になり、発達障害には多くの分野の研究者が関心をもち、従来の心理学や小児科学の枠を超えて、発達神経学や発達認知心理学、物理学、脳科学、情報工学など異分野の研究者が研究に取り組み始めています。既述のように、私の専門である発達神経学の基本は「観察」、いうなれば「子どもをそのままの姿で見る」ことですが、その基本に立って、私も異分野の学問を融合した新しい学問領域に取り組んでいます。

その成果の一つとして、発達障害に関する新たな知見も出始めてきました。本書ではこれからそれについても述べていくわけですが、でもそれは、私たちにとって理想的な「発達障害がすぐにわかる」とか「こうすれば発達障害が治る」といった魔法のような知見ではありません。そうではなく、「子ども一人ひとりの発達を、一連の流れとして観察し、トータルに見る視点」から少しずつ見えてきた、発達障害をもつ子ども本来の姿です。

そこで第二章から第四章では、子ども一人ひとりの発達全体をトータルに「見る」という基本に立ち、さまざまな科学的研究を紹介しながら発達障害の実像に接近します。そこでは子どもの「運動」と「知覚」に焦点をあて、コミュニケーションの障害といわれる問題の背景を探ります。

第五章、第六章では、「発達障害の子どもと周囲の人々との関係」について考察します。まず、発達障害をもつ子どもたちの問題行動の背景にある「思い」を受け止めながら、その発達をゆっくり見守ることの大切さについて述べていきます。そして、大人が主導する治療や訓練以上の意味をもつ「子ども集団」に光をあて、私たちが今問われている「大人の役割」について考えてみたいと思います。

本書を通じて、発達障害の子どもを取り巻く混乱や誤解を少しでも取り除き、一つでも多くの理解につながることを願います。

第二章　発達障害とは何か

この章では、「症状」を中心に、発達障害をもつ子どもへの理解について考えましょう。

私が育児勉強会に参加して保護者の方々からよく訊《たず》ねられるのは、「子どもと同じクラスにいる発達障害のお子さんとうまく接したいのですが、接し方がよくわからない」という質問です。実際、発達障害の子どもを理解することはなかなか困難だといわれます。

そこで、発達障害の理解が難しい理由について考えながら、「発達障害とは何か」を考察していきます。

はじめに、日本における発達障害の分類、定義・概念、そして「症状」と呼ばれるそれぞれの障害の認知や行動の特性について基本的な知識をおさらいしましょう。

発達障害とは

発達障害は知的障害を含む包括的な障害概念です。

二〇〇五（平成一七）年に施行された「発達障害者支援法」第二条第一項では、次の三つが発達障害に分類されています。

・自閉症、アスペルガー症候群その他の広汎性発達障害（ＰＤＤ：Pervasive Developmental Disorders）
・学習障害（ＬＤ：Learning Disorders, Learning Disabilities）
・注意欠陥多動性障害（ＡＤＨＤ：Attention Deficit／Hyperactivity Disorder）その他これに類する脳機能の障害

発達障害の概念や症状については、多くの書籍で詳しく紹介されていますので、本書では簡単にまとめることにします。まず、発達障害の始まりと診断の方法について述べ、次に三つの障害の概要と症状（行動特性）を一つずつ説明しましょう。

アメリカからやってきた「発達障害」

一九四三年にアメリカの児童精神科医レオ・カナーによって「自閉症」が世界で初めて

報告され、翌年にオーストリアの小児科医ハンス・アスペルガーが同じような症例を報告して以来、現在に至るまで、自閉症については多くの研究がなされていますが、専門家の見解は常に変化しています。

そのため自閉症を含む小児期に発症する精神障害（発達障害）の概念や呼び方は児童精神医学の研究者や臨床家の間で少しずつ異なり、少なからず混乱が起こっていました。そこでアメリカ精神医学会は二〇年にわたる精力的な症例研究を行い、一九八〇年に、診断基準ＤＳＭ―Ⅲ（『精神疾患の診断・統計マニュアル』）を発表しました。その後、二度の改正が行われ、現在ではＤＳＭ―Ⅳとして障害の概念と名称を統一させる一つのガイドラインとなっています（なおＤＳＭ―Ⅳでは developmental disabilities という用語は使用されておらず、障害は個別に記載されています）。

アメリカにおける発達障害の概念の発展に影響を受けて、日本でも、この用語が研究者の間で注目を集めました。そして子育てや教育、医療の現場、行政でも、障害のある子どもを理解するための共通の概念として広く活用されるようになりました。

診断の手引きであるＤＳＭ―Ⅳには、障害の特性に加え、各々の障害に特徴的な「症状」が箇条書きで記載されています。まず、臨床家は、子どもの日常の行動が診断項目に当てはまるかどうかを吟味します。そして、該当する項目の数を積算し、統計的に定められた閾値《いきち》（ある反応を起こさせる、最低の刺激量）と照らし合わせて、診断に役立てます。このように、ＤＳＭ―Ⅳは言葉や行動に表出した子どもの特徴を数量的に評価するための指針として用いられます。

補足しておくと、多くの小児（神経）科医は、子どもの様子をＤＳＭ―Ⅳなどの診断基準に当てはめながら確定診断や軽重診断を行うことはありません。必要な場合にかぎって補足資料として参考にするか、後から診断を確認するのに利用する程度です。

1、自閉症、アスペルガー症候群その他の広汎性発達障害（ＰＤＤ）

〈概要〉

先述したように自閉症は、一九四三年、アメリカの児童精神科医レオ・カナーによって世界で初めて報告された障害です。カナーが提示した「早期幼児自閉症」は、「極端な孤立」と「同一性保持」に対する執拗《しつよう》な要求を示す状態像でした。同一性保持とは、かぎられた事柄に強い関心を示す「こだわり」、目的もなく同じ言語や運動を繰り返しつづける「常同行為」、何かの活動に入る前に同じ行為をする「儀式的行為」、手をバタバタするなどの「反復行動」を指します。

カナーが幼児自閉症を報告した翌年、オーストリアの小児科医アスペルガーが、自閉症と似た独特の行動特性をもつ四つのケースを「自閉的精神疾患」として報告しました。のちにアスペルガー症候群と呼ばれることになるこの状態像は、自閉症と比べてある程度の適応能力を有しながら、他者との社会的関係に質的な障害をもつと考えられています。

ところで、カナーによって見出された自閉症の発生原因は、当初、後天的なものであり、特に親の愛情不足から起こる心因性のものと考えられました。そのため、子育ての中心的な役割を担う母親の資質に原因の矛先が向けられました。

一九五〇年代から六〇年代にかけて、シカゴ大学教授のブルーノ・ベッテルハイムが自身の著書や論文の中で「冷蔵庫マザー」理論を展開すると、この考えは医療関係者の間で一気に広まります。

「冷蔵庫マザー」とは、自閉症の子どもに特有の特異な行動様式が母親の愛情不足やスキンシップの少なさによって生じることを冷たい冷蔵庫になぞらえたものです。「冷蔵庫マザー」のレッテルを貼られ、冷淡な母親と言われた女性たちは、罪悪感や自信喪失に長年苦しみつづけました。

七〇年代に入ると、イギリスの医師であるマイケル・ラターが「自閉症の病因は後天的なものではなく、先天性の脳障害による認知障害である」という新説を唱えます。これとともに「冷蔵庫マザー」理論は沈静化していきました。

日本でもこの理論を堂々と語る人は少なくなりましたが、今でも親の愛情不足や愛着形成の障害（長期間、虐待などを受けたことにより、親との間に安定した愛着関係が形成できずに起こる障害の総称）が関係すると主張する人は少なくないようです。最近でも、小児科医が「テレビなどＩＴ環境が自閉症の原因である」との見解を発表するなど、親の養育態度を問題視するような解釈があとを絶ちません。

そうした見方に加え、自閉症の行動特性がきわめて多義的で、原因究明が困難であるために、いつまでも誤った認識が残っているのだと思われます。

〈症状〉

①自閉症

自閉症の基底には「言語の遅れ」「対人関係の質的な障害」「独特の物や場所、行為へのこだわり」の三つの能力障害があります。最初に自閉症に関する報告を行ったカナーは、子どもの特徴を次の五つにまとめました。

まず第一にその子たちは、人との情緒的触れ合いが根本的に欠けている。他人には無関心で、いつも自分の心の向くままに行動しているように見える。集団で行動しなくてはならないときも、一人で行動することを好む。(略)

二番めの特徴としては、同じ状態を続けたい(同一性保持)という強い欲求があげられる。たとえば、日常生活の特定の行動をいつも同じ順番でやらないと気がすまない。幼稚園に行く道筋にこだわり、別の道を通ろうとするとパニックを起こすなど。

三番めには、ある特定のものに対する執着と、そのものの特異な扱い方が見られる。

たとえば好きなおもちゃを独特の方法で長い時間飽きずに遊んでいる。まわるものが好きで、おもちゃのタイヤを何時間でもまわして遊ぶなど。

四番めの特徴として、言葉の発達の遅れ、あるいはまったく言葉をしゃべらない。言葉の使い方に特徴があり、同じ言葉をおうむ返ししたり、代名詞の逆転（私といわなければならないところを、あなた、といってしまう）など。

そして最後に、記憶、計算、芸術などに並外れた能力を持つことがある、つまりサバン症候群がよく見られる。

（榊原洋一『アスペルガー症候群と学習障害』）


三番目を例にとると、自閉症の子どもは玩具の遊び方が一風変わっているといわれます。よく知られた例では、通常なら「ブーン、ブーン」などと言いながら机の上で走らせて遊ぶミニカーを、ただ黙々と並べてみたり、タイヤを指でクルクルと回してそれを何時間も眺めてみたりするなどです。

そして四番目にあるように、自閉症には「言語の発達の遅れ」という誰が見てもわかる明らかな特徴があります。親にとって子どもの発語は大きな関心事です。ですから、自閉症の子どもの多くは「なかなか言葉が出ません」と心配した親が来院するという形で医療機関を訪れることになります。

これら五つの症状により、自閉症の子どもは周囲の人々に近寄りがたさを与えます。そして「自分の世界に入り込んでいる」とか「心を閉ざしている」などの誤解を受けやすくなります。さらに、音、光、匂いなど、特定の感覚に極端な反応を示すのも自閉症の特徴です。

②アスペルガー症候群

アスペルガー症候群とは、知的発達の遅れを伴わず、かつ自閉症の特徴のうち言葉の発達の遅れを伴わない症状群です。代表的な行動特性は次のようなものです。

- 他者と視線が合いにくい
- 視線、表情、身振り・手振りなどから相手の感情表現を読み取る非言語性行動が困難
- 言葉の言い回しが単調、言葉や文章を字義どおりに受け取る

・味覚、視覚、聴覚、触覚、嗅覚《きゅうかく》など、五感のアンバランス
・選択的注意（多くの感覚情報のなかから特定の刺激情報だけを取り出し認識する）の困難
・特定の物や事柄、場所に対する強い関心やこだわり（狭い範囲に限定された興味）
・反復性のある動き（同一性保持）
・新しい環境や状況への忌避《きひ》
・突然の感情の爆発、乱暴な態度、他人と距離がとれない

アスペルガー症候群の子どもの特徴は、言葉の理解とその使い方にあります。彼らは相手の表情や意図、身振り、手振りを読み取るのが苦手です。ですから「暗黙のルール」や「アイコンタクト」の理解に困難さが見られます。

また、相手が言った言葉をそのまま受け取ることが多く、日常会話で用いられる「お世辞」「たとえ話」「言葉のあや」「前言撤回」などが不得意です。

たとえば、以前「Aちゃんはいい子だね」とほめたことをいつまでも覚えていて、叱《しか》る

と「先生はいい子と言った！」と言ってきかない、「寄り道しないでまっすぐ家に帰ろうね」と言うと「まっすぐ」というたとえの意味がわからず混乱するなどです。

ときどき私の診察室にやってくるユウキ君（仮名）は、声の抑揚がどこか単調です。そして、会話のテンポが速く、自分の興味のあることを立てつづけにしゃべります。ひとしきり話すと、「じゃあ、終わり」と言って帰っていきます。もしかすると、どこかに彼専用の台本があって、それを読んでいるのではないか、そんな印象を受けるほどです。

こうした子どもに出会うと、周囲の人たちは会話のどこかで違和感を覚え、「会話をつづけるのが難しいな」などという印象を強めたりするかもしれません。

加えて、特定の物事や場所に強い関心を示すことから、アスペルガー症候群の子どもは「身勝手」「こだわっている」「融通《ゆうずう》が利かない」などと受け取られがちです。

2、学習障害（LD）

〈概要〉

学習障害は、一九九九年に文部省（現文部科学省）が次のように定義しています。

「学習障害とは、基本的には全般的な知的発達に遅れはないが、聞く、話す、読む、書く、計算する又は推論する能力のうち特定のものの習得と使用に著しい困難を示す様々な状態を指すものである」

アルファベットを使用する国で、学習障害の中心となるのは、ぎこちなさや他動を含むディスレキシア（わが国では読字障害、難読症、失読症などと訳されます）です。知能にも、視聴覚にも問題がないのに、文字や単語の読みの習得に困難さが見られる障害です。

ディスレキシアの発生頻度や様相は、使われる言語によって異なります。アルファベットを使うアメリカでの発生頻度は五〜一〇％、漢字、ひらがな、カタカナを使う日本での発生頻度は二〜三％未満といわれます。そのため最近のディスレキシア研究では、「民族間の脳の構造の違いか、言語構造の違いか」が主題になることが多いようです。

ディスレキシアの原因は、音声知覚などの言語的能力に起因するという説、物を見る能力を中心とした視覚能力に起因するとの説、物に注目するとき複雑な運動情報が統合できないとする説があります。ただし、日本では定義や分類が統一されておらず、詳しい調査が行われていないのが現状です。

ところで、学習障害の子どものなかにはアスペルガー症候群と似た症状をきたす子どもがいて、現在ではアスペルガー症候群と重複する障害であることが定説となっています。両者の関係は深く、一説によると、三〇〜五〇％前後は重複しているといわれます。また、注意欠陥多動性障害との重複も指摘されています。

「障害の重複」については、本章の後半であらためてお話しするつもりです。

〈**症状**〉

それでは学習障害の症状を機能ごとにまとめておきましょう。

- 話す……まとまりのある文章を話すのが難しい、言葉の転倒や脱落など年齢にあった正しい文章を作ることができない、話し方が不明瞭、一方的な会話
- 聞く……相手が話した言葉が理解できない
- 読む……音読が苦手、文意の理解が困難

・書く……文字や文章が書けない、左右逆の鏡文字を書く
・計算……計算が困難、時間がかかる、誤答が多い
・推論……算数の文章問題が苦手、数量の概念が理解しにくい

3、注意欠陥多動性障害（ADHD）その他これに類する脳機能の障害

〈概要〉

注意欠陥多動性障害について、文部科学省では次のように定義しています。

「ADHDとは、年齢あるいは発達に不釣り合いな注意力、及び／又は衝動性、多動性を特徴とする行動の障害で、社会的な活動や学業の機能に支障をきたすもの」

この障害の特徴は、活動量が多く、衝動的であることです。


〈症状〉

注意欠陥多動性障害の行動特性を、症状ごとに①から③にまとめます。

①**不注意**

課題や遊びの活動で集中力や注意力を持続する時間が短く、また注意を向ける方向の変化が激しいという特徴です。たとえ小さな音やささいな物ごとでも外からの刺激に反応しやすいために、簡単に注意がそれてしまい、忘れ物や間違いが多くなります。親から別室に置いてある洗濯物を取ってくるように頼まれたのに、戻ってくるまでの間にすっかりそれを忘れてしまう、などです。

②**多動性**

落ち着きがなく、じっとしていることが困難な行動特性を指します。

乳幼児期では、行動の予測がつかない、遊びが長くつづかずおもちゃを部屋中に散らかすなど、学童期では、授業中に急に席を立って外に飛び出す、席に着いていても絶えず手足を落ち着きなく動かしてよそ見をする、過度に走りまわるなどの行為です。

③**衝動性**

状況を考えずに思いついた行動を唐突に行うことです。授業中に突然大きな声を発する、唐突に友だちに喧嘩をしかけるなどです。

智久君（仮名）は多動性の強い注意欠陥多動性障害の男の子です。母親の育子さん（仮名）は、「智久は幼いころからちょっと目を離したすきにとんでもない場所に行ったりするので、心臓が止まりそうなほどびっくりするような思いを何度も味わった」と幼少期の智久君の様子を話してくれました。

学校生活に入ると、子どもはじっと座って先生の話を聞き、課題をこなすことが必要です。ですから行動のコントロールが難しい注意欠陥多動性障害の子どもは、注意力散漫、怠け者、自己中心的、問題児として受け止められやすくなります。

なお、注意欠陥多動性障害の三つの症状の表出には、不注意が強くあらわれる「不注意優勢型」、すべての障害特性があらわれる「混合型」、多動性と衝動性が強くあらわれる「多動性—衝動性優勢型」というように個人差があります。

発達障害がわかりにくい四つの理由

ここまで、駆け足で発達障害の分類、定義と概念、症状について見てきました。

最近では、それぞれの障害を詳しくまとめた解説書もたくさん出ていて、個々の障害の特性や対応のしかたについて具体的に紹介されています。

ですから「アスペルガー症候群の子どもは、相手の気持ちに配慮しにくいのだな」とか、「注意欠陥多動性障害の子どもは、落ち着いて物ごとを遂行するのが苦手なのだな」というように、ある程度の特徴をつかむことはできるかもしれません。しかし、実際に目にする発達障害の子どもの状態像は、どこかあいまいで、実態がつかみにくいのも事実です。

そこでここからは、発達障害が理解しにくい理由を四つのポイントにしぼってお話しすることにします。そのなかで、本章のテーマである「発達障害とは何か」について、私なりの考えをまとめてみたいと思います。

1、原因が未解明のものが多い

発達障害のわかりにくさの理由の一つに、発生原因やその過程が解明されていないという問題があります。立正大学の中田洋二郎教授は、著書『子どもの障害をどう受容するか』のなかで次のように述べています。

このように発達障害の診断に曖昧《あいまい》さが残るのは、発達障害の多くが、原因が不明であり、症状によってひとまとめにされた、いわゆる症候群だからです。染色体異常によって生じるダウン症のような例は稀で、発達障害の多くは単一の原因によって起きる単一の疾患ではありません。

発達障害が脳障害によって起こり、コミュニケーションの取り方に障害があることがわかっていても、それがいつ、どのようにして起こるのかほとんど明らかにされていません。そのため、なぜ子どもたちがそのような行動をとるのか「行動の理由」が理解できず、周囲は困惑することになります。

2、症候群を含む複数の障害の総称である

二つ目は、前頁の中田氏の文章のなかにもあったように、発達障害の多くが症状によってひとまとめにされた症候群であり、単一の原因によって起きる単一の疾患ではないためです。

この問題は、「発達障害」という概念の成り立ちとその診断方法に関係があります。

今日、日本でも広く知られているＤＳＭ－Ⅳは、「操作的診断」と呼ばれる方法によって作成されたものです。操作的診断とは、障害の「原因」を特定し、その有無を調べることで診断をするのではなく、大勢の子どもの「臨床像（行動特性）」を集めて疾患を定義し、ある子どもの症状がその疾患に該当するかどうかを統計に基づいて判断する方法です。

これは「ウイルスと風邪」のように原因と症状の関係（単一の原因・単一の疾患）が特定しにくい精神疾患領域（幼児精神医学）で用いられやすい方法です。

「自閉症」「学習障害」「注意欠陥多動性障害」は、それまで臨床家ごとに異なっていた診断やその根拠に対する見解を統一するためにアメリカ精神医学会が整理し、概念づけを行ったものです。

ですから中田氏がいう「症状によってひとまとめにされた症候群」というのは、たとえば「興味や関心の範囲の限定」「言葉や文章のかたよった理解」「新しい環境に対する忌避」などの症状をひとくくりにして「アスペルガー症候群」という疾患名を与えましょう、ということです。これを統計的に定められた偏倚《へんい》（正常値からはずれていること）に従って判断するのが、DSM―Ⅳの基本的な考えです。

ですからDSM―Ⅳは、医学的な意味での「診断」というよりは、むしろ共通理解のための「症状分類」に近いわけです。

さらに「発達障害の多くが」とあるように、すべての発達障害が症候群なのではありません。注意欠陥多動性障害は、てんかん、甲状腺機能亢進症《こうしん》（バセドウ病）、脳炎の後遺症などでも似たような症状をきたすことがあるので、いわゆる症候群です。ですが、カナーが提示した重度の自閉症は、単一の原因による単一の疾患と考えられています。もっといえば、アスペルガー症候群とカナータイプの自閉症では、障害の重い・軽いにかなりの開きがあります。

このように、三つの障害が操作的診断によって定義されたものであることに加えて、日本では症候群を含む三つの疾患をひとまとめにして「発達障害」と呼んでいることが、この障害のあいまいさにつながり、理解を難しくさせているのです。

3、障害が重複する

三つ目は、「障害の重複が高頻度で見られること」です。

ご存知の方も多いと思いますが、自閉症と知的障害、学習障害と注意欠陥多動性障害またはアスペルガー症候群というように、発達障害では、一部の障害において、二つかそれ以上の障害が重複するといわれます。この場合、専門家の間では障害の「重複」とか「併存」という表現が用いられます。

たしかに発達障害のある子どもは、ある時期には学習障害が顕著となり、別のある時期には注意欠陥多動性障害が顕著となる（ように見える）ことがあります。そのせいか、一人の子どもが異なる障害間（左頁の図の円と円の間）を行き来するような印象をもたれる方もいます。しかし、実際にはそのようなことはありません。

これを小児科医の立場からお話ししたいと思います。

主な発達障害の相互関係

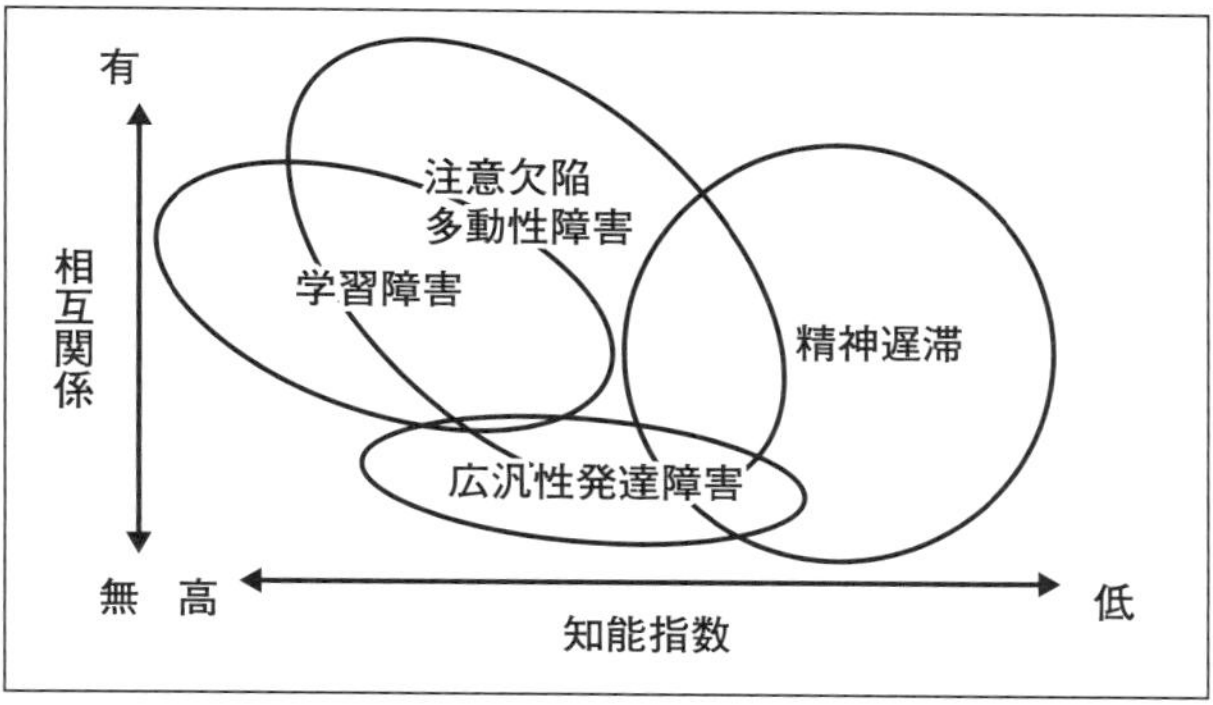

中田洋二郎『子どもの障害をどう受容するか』より

大人の場合、長い人生の間に積み上げられた生活習慣病が他の病気を誘発して、あっちもこっちも治療が必要だ、ということがよくあります。しかし小児科医療では、「そもそも生まれてからの期間が短い子どもが多くの病気をもつことはない」と考えます。基本的には、「病気は一つ」と見なすのです。

その理由は二つあります。

一つは、「大人と同じ扱いをして、子どもも多種多様な病気をもつという前提に立てば、次から次へと病気を増やしかねない」という警戒感。

もう一つは、「病気に対する正しい理解がなければ、目の前にいる子どもの実態から逸《そ》れてしまい、当事者である子どもとその家族に混乱を与えかねない」と考えるからです。

そこで、障害は本当に「重複する」のか、という考えにそって書くことにします。

私は、発達障害児の「障害の重複」は、その子どもの発達に寄り添いながら、次の①から③の順に繰り返し確認するのが適切だと考えています。

①「主たる障害」を見つけ、把握する
②「副次的な障害」にも目を配る
③「主たる障害」と「副次的な障害」は、補完的に影響し合う関係にあると理解する

たとえば、学習障害と注意欠陥多動性障害の重複はこのように考えます。

「学習障害の子どもは、授業の内容がよく理解できず、自分の言いたいことが相手にうまく伝わらないことがある。そのため自分に自信がもてずに、イライラして落ち着かなくなることがある」

文章にすると非常にシンプルですが、重要な見方です。別の例を挙げて説明しましょう。重度の知的障害の子どもの場合、他者とのコミュニケーションがうまくいかず、メインの知的障害とは別に自閉的な傾向があらわれることがあります。しかし私が見てきたなかでは、子どもの自閉的な傾向が年齢とともに緩和されることがたびたびありました。これは主たる障害である知的障害が成長とともに変化するからです。

ところで、子どもの発育状況を見るときの目安の一つに、発達指数（ＤＱ）があります。ＤＱは、子どもの知能、歩行や手先の運動、食事や着脱衣などの日常生活、対人面の発達を測定し、その年齢の時点での発達状況を数値であらわしたものです。

まず発達検査を行って、その子どもが何年何カ月の子どもの平均に相当するかという発達年齢を出します。そしてそれを実年齢で割って一〇〇を掛けます。そうすると、定型発達の子どもの平均値を「一〇〇」とした場合の、検査を受けた子どもの発達の程度がわかります。

仮に三歳のときのＤＱが「五〇」であった知的障害の子どもが、六歳の時点でも「五〇」であったとします。健常児の平均「一〇〇」と比較すると、その三年間のＤＱは二分

発達指数と子どもの発達

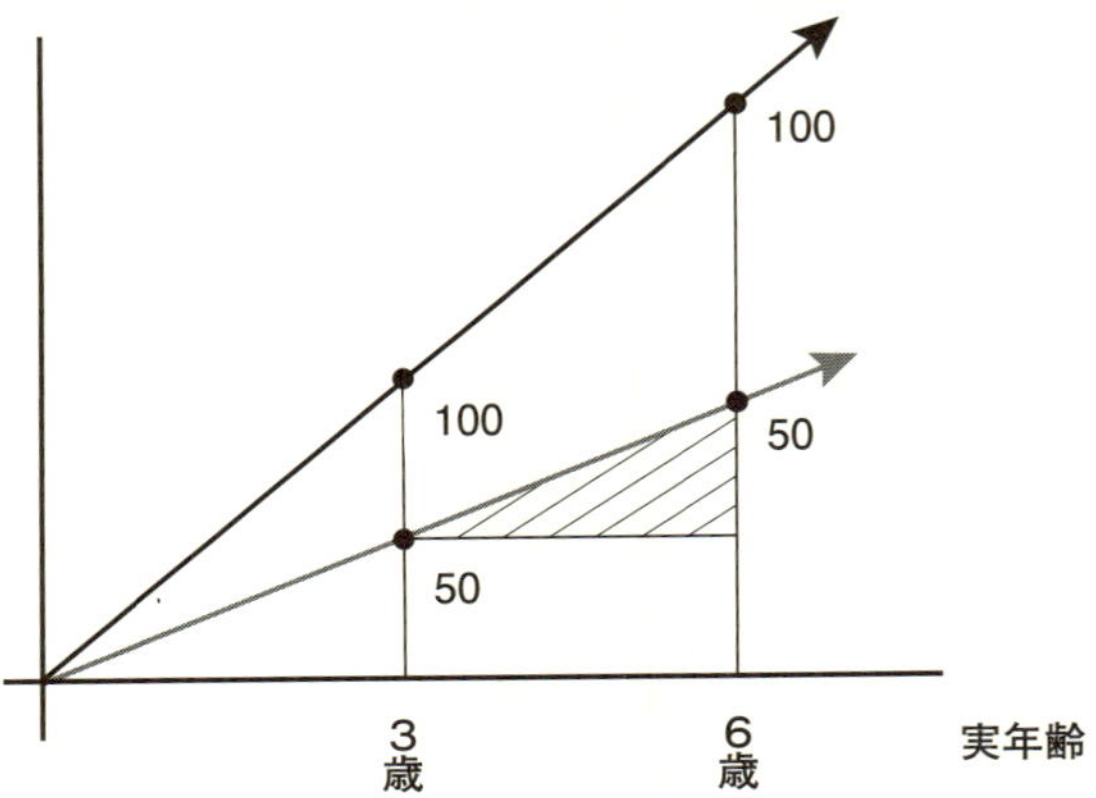

の一のままですから、「相対的な発達はなかった」ということになります。

しかし、上の図の斜線部分に着目するとどうでしょう。

健常児との比較では変化がないように見られた子どものなかにも、絶対的な変化が起こっていることに気づきます。それは食事の摂り方かもしれませんし、表情の変化や言葉の種類かもしれません。こうした主たる障害の変化や発達に引っ張られるようにして、副次的な障害、ここでは自閉性の症状が変化することがあるのです。

これが、七二ページで述べた、①から③の順に繰り返し子どもの発達を見つづけたときの「障害の重複」の理解です。私が第一章で「発達障害をもつ子どもの発達は、一連の流れとして観察し、トータルに見ることが大切である」と述べたのもそのためです。

必要以上に診断を急いだり、発達とともに変化する「症状」に目移りして診断名を加減することは、障害の正しい理解の妨げとなるばかりか、治療方針の変更など、当事者である子どもとその家族に混乱を与えてしまいます。

何より、専門家にとって「障害の重複」が重要な議論であるとしても、当事者である子どもには言葉遊びのようなもので、あまり意味のないことかもしれません。

大切なのは、対人関係などの場面であらわれるその子どもの行動特性をきちんと見ることと、そしてそれが個人の成長のなかでどう変化するかを丁寧に見る努力を惜しまないことだと私は思います。

4、障害像が変化する

発達障害がわかりにくい四つ目の理由は、「障害像が変化する可能性がある」ことです。

鳥取大学の小枝達也教授らの研究グループは、発達障害児の追跡研究を行うなかで、障害像の変化を観察しています。この研究は科学技術振興機構が始めた国家プロジェクトで、私も統括補佐として立案を担当し、のちに顧問として研究に携わりました。

小枝氏らは、五歳から八歳までの間、医師の診察を受けた七一名を毎年追跡調査しました。その結果、八歳で広汎性発達障害と診断された二名のうち、一名は五歳の時点で広汎性発達障害と診断されましたが、もう一名は七歳までは定型発達と診断されていました。また、注意欠陥多動性障害の三名のうち、二名は経過のなかで同障害の状態であり、一名は言語の遅れが指摘されるなど、子どもの状態像が年齢とともに変化する様子が観察されました。

小児神経科の医師なら、子どもの経過観察を行うなかで似たような経験をされているのではないでしょうか。私が診察室で出会った子どもの場合も、三歳児健診で自閉症と診断されましたが、五歳になるころには症状が緩和され、とくに目立った問題が見られなくなりました。あえて言うならアスペルガー症候群の可能性は残るものの、早急に薬物治療や訓練が必要な状態ではありませんでした。当初、注意欠陥多動性障害と診断された子どもが、実はアスペルガー症候群であったという報告もよく聞かれます。

発達障害は、その障害像のわかりにくさゆえに、家族をはじめとする周囲との関係がこじれてしまうことがあります。前節でも述べたように、子どもの障害を理解するためには、やはり主たる障害を常に正しく把握し、診断することが重要なのです。

障害像が変化する理由

でもなぜ発達障害の障害像は変化するのでしょうか。

これについては、今のところ、科学的な根拠をもってその理由を説明できるだけの研究は行われていません。ただ、発達障害児の観察のなかで推測されるものとして、私は次の四つの要素が関係しているのではないかと考えています。

①投薬による影響
②相対的な障害の軽さという発達障害の本来の性質
③「子ども」という発達の著しい時期との関連
④周囲との相互関係による影響

①は、たとえば、注意欠陥多動性障害の多くは治療薬メチルフェニデートで症状が改善するなどです。この発達障害児に対する投薬については、第五章であらためて述べたいと思います。

②は、もともと発達障害は脳性まひやダウン症候群などと比べて軽微な障害であるだけに、障害の状態が変化しやすいというものです。ただし、ここで使用する相対的な障害の軽さとはあくまで臨床上の表現です。子どもたちの「生きづらさ」の軽重を比較するものではありません。

そして私が重要と考えているのは、次の③と④です。

③は、子どもはみな、身体、脳、運動、知覚の機能が目まぐるしく変化するということです。心身の顕著な変化にともなって、発達障害の障害像も変化するのではないかと思います。そしてこれは、発達障害のわかりにくさの理由の一つ目に挙げた「発達障害がいつ、どのようにして起こるかが明らかになっていないこと」と密接に関係します。

④は、人は環境によって自分の振る舞いを変化・適応させる生き物であるということで

す。個人と個人、個人と集団は互いに影響し合う関係にありますから、発達障害の子どもが周囲の人々から影響を受けることは十分に考えられます。逆もまたしかりです。これについては、③の考察をふまえたうえで、第五章と第六章で考察したいと思います。

あらためて「発達障害」とは何か

症状から見た「発達障害とは何か」について、私は次のように考えています。

相対的な障害の軽さというこの障害が本来もつ性質に加え、「子ども」という発達の著しい時期に問題が顕在化すること、加えて、彼らを取り巻く周囲の環境によって障害の状態像が変化する可能性をもつ障害。

これが「発達障害とは何か」に対する分析的な回答でありながら、発達障害のあいまいさや理解の困難さにつながる原因の正体ではないでしょうか。つまり発達障害は、「当事者側の要素（本人の成長、発達にともなう変化）」と、「環境側の要素（周囲との関係によって起こる変化）」の相互作用によってその状態が変化する障害ということになります。

その背景には、②で挙げたように、障害それ自体が比較的軽微であることが推察されます。ただし、障害それ自体が変化してしまうのか、それとも周囲の目には変化しているように映るのかについては、もう少し丁寧な研究や議論が必要かもしれません。

「理解」に始まり「理解」に終わる

ここまで考察してきたように、発達障害はその障害像があいまいで、かつ多様です。そのため書籍やインターネットで紹介されている発達障害の行動特性が、目の前にいる子どもの印象にピタッと当てはまるかというとそうではありません。それもそのはずです。私たち一人ひとりが固有の存在であるように、障害のあり方も常に個別の例でしかないからです。障害の種類や程度、性格、生活環境、周囲の接し方。それらによって、障害は、まったく異なった様相を見せます。

書籍やインターネットの情報を読み、講演会に参加して、発達障害の行動特性を知ることは大変結構なことだと思います。参考になることも多いはずです。

ただここでお願いしたいのは、発達障害という「診断名」に目を奪われて、目の前にいる子どもを「一人の子ども」として「見つめる」という大切なステップを見失わないでいただきたいということです。一つ間違えば「レッテル貼り」になりかねないからです。

特に保育士や教師の皆さんは、診断が本務ではありませんが、子どもの普段の活動における様子、気持ち、友だち関係、そして成長を一番理解できる立場にあります。丁寧に観察していると、私たちにとっては何でもないことが発達障害の子どもにはとても重要であること、ゆっくり教えれば時間がかかってもできること、得意・不得意があることなどが自ずと理解できるようになります。そして日々の観察によって行動の特性が理解できれば、その背景にある子どもの「意図」や「思い」が見えてくるのではないでしょうか。

現在、保育所に通う幹人君（仮名）は、友だちとの遊びのなかで、順番を守ることは理解しているものの、待つことができない様子です。でも、順番は守れなくても、皆との遊びに参加したがっています。また、保育士が自分の気持ちとあわない指示をすると、保育士に手を挙げます。しかし、手を挙げながら「イタイ」「バツ」という言葉を発しています。彼にはそれがいけないことだとわかっているのです。

今、現場の先生方は大変なご苦労をされています。大勢の子どもを見るなかで、発達障害の子どものもつ障害を理解し、見守りつづけるには、長い時間と根気と工夫が必要です。でも今よりほんの少し待つだけで、彼らの発達の豊かさに気づくことができるのではないかと思います。

「ＡＤＨＤのわが子と歩む」という手記のなかで、楠本伸枝氏は「乗り越えられない『九歳の壁』」と題して子どもの変化を次のように綴っています。


三年生の二学期から、彼は変わっていきました。というより、彼の周りのお友だちが、変わっていったのかもしれません。「九歳の壁」をうまく乗り越えられなかった彼は、どんどん周りのお友だちとの距離が開いていきました。勉強の遅れも、この頃からは、すごく気にするようになりました。そう、考え方を変えれば、彼は彼なりに成長していたのです。成長していたからこそ、彼自身の悩みやイライラが、顕著になっていったのだと思います。周りのお友だちと自分の「違い」を、彼自身が感じるようになってしまったのです。彼がみんなと違う自分に気づき始めた時期で、情緒も非常に不安定になりました。

（楠本伸枝「ＡＤＨＤのわが子と歩む」）

ここで注意欠陥多動性障害の子どもをもつ母親の言葉を紹介したのは、発達障害の子どもが、環境に呼応して、自身の振る舞いを変化させていることをお話ししたかったからです。社会性に問題があるといわれる彼らですが、それは彼らなりの表現方法であることを知っていただきたいのです。

今日、発達障害の支援の多くは、発達障害児の「理解」ではなく「対応」に力点が置かれています。でも本来、早期「発見」の目的は、早期「対応」にあるのではなく、「理解をすること」にあるはずです。

発達障害をもつ子どもたちの「いいところ」を見てあげてください。それを引き出すのは、他でもない周囲にいる人々の温かいまなざしです。一人の人として尊重し、向き合うことの重要性を強調して、第二章をしめくくりたいと思います。

ところで、本章では、発達障害のわかりにくさの二つ目に「症候群を含む複数の障害の総称であること」を挙げました。とはいえ、彼らに共通点がないわけではありません。それは「運動」と「知覚」の問題です。

これまで発達障害をもつ子どもには、そのコミュニケーションの障害にばかり注目が集まり、運動と知覚の問題について大きく議論されることはありませんでした。しかし近年、発達神経学や発達行動学、認知心理学などから、発達障害児の運動や知覚の障害に関する研究が相次いで報告されています。

そこで以下の第三章と第四章では、発達障害の子どもに共通する運動と知覚の問題に着目して、「発達障害とは何か」について考えます。これは、DSM－Ⅳの「症状分類」に基づく視点とは異なる、「発達障害の子どもの発達をトータルに見る」ことを出発点とした理解の視点です。運動、知覚、認知、対人関係などの行動特性が、個人のなかで成長とともにどのような足跡をたどるのか、述べていきます。

第三章　発達障害の子どもの運動と知覚

――「コミュニケーションの障害」を問い直す

僕はみんなと違う世界に住んでいるような気がします

ときどき私のところへやってくるアスペルガー症候群の中学三年生の太一君（仮名）が、あるとき私にこんな話をしました。

「先生、どうも先生と僕は違う世界に住んでいるような気がします」

「いつごろからそれに気づいたの？」と聞くと「小学校のころから」と答えます。

「じゃあ、そんな君の思いを学校のみんなの前で言ってみたらどうだろう？　難しいなら僕が通訳しようか」私がそう言うと、少し考えるような間があって、「無理だと思う。だから、いいよ」と彼は言いました。


その話をしたあと、彼は私に少し気を許してくれるようになり、以前より診察室でいろいろな話をしてくれるようになりました。自信を失った、というよりも、自分のことを認識し始めた、私にはそんなふうに感じられました。

発達障害という概念が導入されて以降、わが国では、その障害のあらわれ方としてコミュニケーションの問題を主眼とする「社会不適応」に焦点があてられてきました。そのため当事者による「社会適応をする努力」の必要性が強調されてきたように思います。

しかし近年、発達障害の子どもに運動障害が共通して見られる、乳児期の特徴的な運動の異常が将来の発達障害を予期させるなど、運動の遅れや見る・聞くなどの知覚機能の異常を指摘する報告がされ始めています。こうした知見は、発達障害をもつ子どもの認知世界が私たちと異なっていることを強く示唆します。

この章では、発達神経学、発達行動学、認知心理学などの研究成果を紹介しつつ、発達障害児のコミュニケーション障害に先立って見られる「運動」と「知覚」の問題を考察します。そして、社会不適応に主眼を置く今日の対応のあり方に疑問を呈したいと思います。

ここからは少し、太一君の言う「違う世界」に身を置くことにしましょう。

運動会が怖い

はじめに、ある母親が語ってくれた子どもの様子を紹介します。

うちの子どもは注意欠陥多動性障害（ＡＤＨＤ）と診断されました。注意欠陥多動性障害では集中力のなさや多動が注目されます。でも、私は子どもが小さいころから不器用さや運動神経の鈍さのほうが気になっていました。

折り紙やぬり絵など手先を使うのは下手ですし、跳び箱や鉄棒は大の苦手です。リレーではあまりにも遅いので同級生から仲間はずれにされ、運動会が近づくと学校に行くのを嫌がってパニックになることもありました。

発達障害の子どもにとって自己肯定感の低下はよくない、だから自尊感情を育ててやる気を伸ばすことが大切だといわれます。でも、実際に不器用なのですから、ほめて自尊感情を養ってやろうにもうまくいかない状態です。

別のアスペルガー症候群の子どもをもつ母親も、「子育てで困ったこと」を訊ねたアンケートのなかで、「運動障害については誰も指摘してくれなかった」と回答しています。

私が診察している子どもの一人は、身体の右側の運動発達が全体的に弱く、片足立ちでは、左足を軸に立つのはどうにかできますが、右足ではまったくできません。また両足立ちでも、目を閉じるとふらふらし、一〇秒も目を閉じたまま立っていることができません。

加えて、知覚過敏も見られます。突然大きな音が鳴るとパニックを起こし、急に他者に触れられることをとても嫌がります。これらの知覚過敏は当人の予測との「ズレ」によって起きているように思われます。その子自身も、自分が苦手・得意とすることがよくわかっており、簡単な動作や知っている動きは笑顔でしますが、苦手な運動のときは座り込んだり、別の遊びを始めたりなどの場面が見られます。

運動が苦手な子どもの特徴

運動発達の遅れは、本人の気持ちや周囲との関係に影響を与えます。

「紙を折って物を作る」という一連の動作がうまくいかない咲ちゃん（仮名）は、折り紙をするとわかった段階で、手際よくできないことを予想してイライラしたり、不機嫌になったりして周囲を困らせるような行動をとるようになりました。苦手な活動が始まると緊張してぎこちない動作になり、余計に失敗を繰り返すという悪循環に陥るのです。しかし周囲の人たちは、咲ちゃんには根気がなく、パニックを起こしやすいと感じてしまいます。

ある研究者は、手先の器用さやバランス感覚が必要となる「協調運動」がうまくいかない子どもほど行動的問題が深刻で、「落ち着きのなさ」や「消極性」が関係するため保育所や幼稚園での日常的な活動に積極的に参加できない状態になっているのではないかと指摘しています(「幼児における協調運動の遂行度と保育者からみた行動的問題との関連」)。

私は、発達障害児の運動の問題は次の五つに分類できると考えています。

①姿勢を保つのが困難
②手先が不器用
③特定の運動発達の顕著な遅れ
④集団行動で行動の最初のタイミングが皆とずれる
⑤うまくいかないのに同じ行動を繰り返す

①は、正しい姿勢を長く保つことができない、極端に姿勢が悪い、姿勢が崩れた後に立て直すのが難しいなどです。
②は、折り紙がうまくできない、はみ出さずにぬり絵ができない、ボタンかけが苦手、

鍵盤ハーモニカを弾くのが難しいなどのあらわれ方をするものです。
③は、運動能力の顕著なかたよりです。登り棒はできるけれども鉄棒は苦手、走りながらできる縄跳びが同じ位置ではうまくいかないなどです。
④は、かけっこのとき「よーいドン」のタイミングが遅れる、歌唱の最初の発声がずれるなどです。運動の初めに緊張して、身体が固くなるために起きることがあります。
⑤は、たとえば床に落とした物がすぐに拾えないなど、何度やっても失敗するのに同じ動作でやろうとするなどです。

ヒトの運動、知覚、認知

本題に入る前に、「運動」「知覚」「認知」の意味を説明しておきましょう。

通常、私たちが思い浮かべる「運動」のイメージは、サッカー、野球、ランニングなど、身体を鍛え、健康を保つための全身運動かもしれません。

しかし本書で扱う「運動」は、基本的には「身体が動くこと」を指します。ですから動作、しぐさ、姿勢、反射など「身体が動くこと」すべてに「運動」という言葉をあてたいと思います。指しゃぶり、眼球を動かす、手で箸や茶碗を持つ、話をする・聞く、字を書く、座位から立位に姿勢を変える、靴ひもを結ぶ、楽器を弾く、ボール遊びなどです。

「知覚」は、主に視覚、聴覚、嗅覚、味覚、触覚を含む体性感覚という五つの感覚で構成されます。感覚器官に与えられた刺激（感覚情報）をもとに、外界にある事物や事象を意味のある対象として捉える働きです。

そして、五感を使って外界からの刺激を感じ、理解し、判断する力が「認知能力」です。たとえば人と話をしていて、その人を見ながら言葉を理解し、その内容について考え、言葉を返すという一連の情報処理システムを認知能力と呼びます。

私たちの認知はこんなふうにして成立します。

まず、目・耳・鼻・舌・皮膚の五官を通して、外界からの情報が私たちの脳に送り込まれます。いわゆる情報の「入力」です。脳には、さまざまな情報を整理して保存しておく機能が備わっています。ですから新たに入力された情報を過去の記憶情報と照らし合わせて、次の行動を決めることができます。そして、状況に応じて記憶を再加工した結果は、言葉や文字、運動として「出力」されていきます。これが認知のプロセスです。

もし言葉という刺激を耳や目などの器官が受け取ることができても、刺激を伝達する神経や、意味のある情報として処理する脳に何らかの障害があれば、「聞く」「話す」といった行為は成立しません。もちろん、私たちは、その一つひとつのプロセスを意識的に行っているわけではなく、意識する必要がないほど自然に高速処理しています。運動、知覚、認知は、私たちの脳がスムーズに機能して初めてできることなのです。

なぜヒトは距離感がわかるのか

ところで、認知能力が育つためには、運動と知覚の相互のやりとりが必要です。たとえば「赤ちゃんはハイハイによって大きく世界が変わる」といわれますが、これは自分の手足の動きに緩急をつけると、視界に飛び込んでくる景色が変わることを赤ちゃん自身が知るためです。別の言い方をすると、赤ちゃんがスピード感や距離感を学ぶためには、身体運動が必要なのです。

このような運動と知覚の相互作用は、生後二カ月にはすでに始まっています。
生後二カ月の赤ちゃんの目の前にぶら下げたモビールに糸を結びつけて足や手にくくり

つけると、やがて赤ちゃんは自分の手足が動くとモビールが動くことを知って、盛んに手足を動かそうとします。しかし、糸を結びつけずに、手足の運動と関係なくモビールを動かすと、それを認知して手足を動かすことはしません。一方で、手足を動かしている最中に糸を切ってモビールが動かないようにすると、手足の動きをやめてしまいます。

さらに赤ちゃんは、こうした体験を二週間程度は覚えていて、再びモビールと手足を糸で結んでやると、すぐに手足を動かし始めるようになります。つまり、運動とそれによって変化するものを、自分の手足に結びつけられた糸の感覚から得ることで、赤ちゃんは自分の行動を継続するかどうか考え、調整しているのです。

このように、人があらゆる身体運動を無意識に淀《よど》みなく行えるのは、感覚によって得られた「入力」情報が、言葉、文字、身体運動として「出力」され、そこで得られた結果が再び「入力」の側に戻るという「フィードバック機能」が働いているからです。

協調運動――何気ない動作の複雑さ

人が異なる機能や動作を一つにまとめて行う運動に「協調運動」があります。

協調運動は、目と手、目と足というように、複数の感覚器官と身体を連動させて行う働きです。これは自転車に乗るとか、縄跳びやボール遊びをするといった全身を使った粗大運動でも、ボタンかけやぬり絵などの手先の器用さを求められる微細運動でも見られます。たとえば、私たちが机の上に置いてあるコップを取るとき、目で空間的な位置を認識して、目標に向かって手を動かします。何気ない動作も、どのように手を使うのか、どのように目と手を連動させて動かすかなど、複雑で総合的な能力が必要なのです。ですから、もし運動や知覚の機能に異常があると、フィードバックがうまく働かずに、運動にも、知覚にも、そして認知の獲得（発達）にも影響を与えることになります。

これについて、ほとんど目が見えないといわれている重度視覚障害の女の子の話を用いて説明しましょう。

なぜ女の子は鞄《かばん》が取れなかったのか

あるとき女の子は、自分が持っていた赤い鞄を保育室の床に落としました。すぐにかがんで取ろうとしましたが、なかなか手が届きません。何度も取ろうとするしぐさを見かねた保育士が彼女の手を床に置かせて手で探らせましたが、女の子はそれを嫌がりました。

女の子には「色」が見えているので、そこに鞄があることはわかっているのですが、距離感がつかめません。ただ鞄があることは知っているので、まったく目が見えない人のように手の触覚を利用して探ろうとはしないのです。そのため赤い色の方向に向かって何度も手を伸ばしては、つかむようなしぐさを繰り返していました。

こうしたことが、周囲の目には頑固、こだわり、要領の悪さと映ります。

ところで、まったく目が見えない人よりも、一部でも視覚機能が残っている人のほうが、同じ間違いを繰り返しやすい、という話を聞いたことがあります。残された機能がわずかでもある以上、それに固執して同じ失敗を繰り返すというのです。

この女の子の場合も「彼女は見えている」と思って誰かが手を添えて鞄までの距離を教えてあげるのがよいのですが、周囲の人たちは彼女の性格の問題と考えたようです。知覚機能の障害が運動機能の発達にも影響を与えることが、この例でおわかりいただけたと思います。

そして最近、視聴覚障害のある子どもの行動が、発達障害児の行動と似ていることがわかってきました。

発達障害をもつ子どもは、手足がまひしているわけでも、目や耳の機能が完全に失われているわけでもありません。ですから手足を動かしたり、物を見たり、音を聞いたりすることはできます。ところが「座ることはできるが姿勢が悪い」「ボタンかけはできるけれども時間がかかる」というように、運動のあらわれ方にアンバランスさが生じます。

こうした微妙な不器用さやぎこちなさがかえって運動の障害を際立たせ、こだわりや根気のなさというように、本人の性格や意欲の問題に転嫁されやすくなるのです。

〝再発見〟された運動障害

実は、発達障害と運動障害の関係は発達障害の概念が成立する以前から指摘されていました。運動の遅れや手先の不器用さを症状とする運動障害の一つ、「微細脳損傷（ＭＢＤ：Minimal Brain Damage）」です。

これは一九五〇年代に、主に小児神経学の研究者の間で、落ち着きがなく、手先の器用さが求められる動作が苦手な子どもに対する関心から生まれた障害概念です。

ＭＢＤには、脳性まひに起こる「運動のまひ」「起立時・歩行時の平衡の問題（姿勢・動作の感覚がうまくとれず不安定な状態）」「本人の意思とは関係なくあらわれるチック、震えなどの不随意運動」がありません。また、乳児期（生後二八日以降一歳未満）の寝返りやハイハイでも、一見不都合なく相応の発達を遂げます。にもかかわらず、日常生活で必要な細かな動作や、全身を使った手足の協調的な運動が苦手とされてきました。

また、解剖学的にも明らかな脳の異常が認められなかったために、肉眼や組織検査ではわからない微細な脳障害があるとして、当時はそれら全体を一つの疾患として「微細脳損傷」と診断してきました。

その後、ＭＢＤは、発達障害の概念の導入とともに、微細運動の遅れや不器用さの広義の概念である「発達性協調運動障害」の一つの要件として認識されるようになります。ＤＳＭ―Ⅳでも、自閉症、学習障害、注意欠陥多動性障害と並んで、「運動能力障害（発達性協調運動障害）」として記載されています。

ところが、一九九〇年代にわが国で発達障害の子どものコミュニケーションの取りづらさや問題行動が教育現場で目立って報告されると、運動障害は発達障害の中心障害像でなくなっていきました。ただ私は、長年、発達障害の子どもを観察するなかで、「運動障害は発達障害の子どもにほぼ共通する障害であり、発達障害の発生のプロセスには、運動や知覚を基底とする認知の異常が深く関係している」と考えてきました。発達障害にかぎらず、赤ちゃんや子どもの発達には「運動」と「知覚」が大変重要な意味をもつからです。

そして近年、国内外で、発達障害児の運動と知覚の機能の異常に関する研究が相次いで報告されるようになりました。それも、新生児（出生後二八日未満の乳児）や乳児といった、比較的初期の発達段階の赤ちゃんに関する報告です。

そこでここからは、国内外で発表された運動と知覚に関する研究を紹介することにします。はじめに運動に関する研究を取り上げます。

赤ちゃんの運動に関する海外研究

一九九八年、発達心理学の研究者であるP・ティーテルバウムは、のちに自閉症と診断された子ども一七名の乳幼児期のビデオと、定型発達児一五名の乳幼児期のビデオを解析して、自閉症の子どもは生後四～六カ月において、すでに運動発達に問題があることを明らかにしました。彼が指摘した自閉症児の特徴的な運動は次のようなものです。

①姿勢や運動に左右非対称性がつづく
②原始反射の消失やパラシュート反射の出現時期がずれる
③反り返ってブリッジするような体勢から寝返る

彼は、二〇〇四年にもアスペルガー症候群の赤ちゃんを対象に研究を行っています。そして、アスペルガー症候群の赤ちゃんには「原始反射」と呼ばれる赤ちゃん特有の運動がなかなか消失しないケースが多いことを報告しました。

原始反射とは、新生児や乳児に見られる、外からの刺激に対して意識の関与なしに起こる「無意識の運動」です。

子育て経験のある方は覚えておられると思いますが、出産から約一カ月後に保健所などで行われる一カ月健診では「原始反射」の有無を確認します。赤ちゃんの腋《わき》を支えて立たせると前へ歩く「原始歩行」、手のひらや足の裏に触れると、指を曲げて物を握る「把握反射」、足の裏を何かでつつくと、瞬時に足を縮める「逃避反射」などです。これらの反射は、古くから脳性まひなどの神経学的診断の指標として用いられてきました。

というのも、原始反射には、「胎児期の脳幹や脊髄の成長とともに始まり、大脳の機能が進むことで生後しばらくすると自然に消えていき、代わりに、本人の意思によって手足を動かす随意運動が出現する」という特徴があるからです。

たとえば、「把握反射」を使って、たまたま近くにあるおもちゃを握るような運動が繰り返されると、赤ちゃんはやがて自分の意思（随意）で物をつかむようになります。

ですから「原始反射」がなかなか消えずに残り、「随意運動」の出現が遅れると、「意識的に物をつかむ」という運動に影響を与えてしまいます。

こうした理由から、「自閉症やアスペルガー症候群の子どもは、かなり早い時期から運動の基礎となる原始反射や姿勢に異常があらわれる」というティーテルバウムの知見は、発達障害児の発達を考えるうえで大変貴重なものとなりました。

第一章で紹介したプレヒテル教授の弟子で、小児科医でもあるマイナー・H・アルフラも、新生児期の赤ちゃんの「自発的な運動」の状態が発達障害と関係することを指摘しています。彼女は、新生児期に「自発的な運動」に異常があると診断された五二名の新生児を、四歳と九歳の時点で再検査しました。その結果、「自発的な運動」に明らかに異常をきたした子どもは脳性まひと関連があり、小さく緩やかな異常をきたした子どもは神経機能障害や注意欠陥多動性障害と関連があることがわかりました。

彼女が調べた「自発的な運動」とは、「GM（ジェネラルムーブメント）」と呼ばれる赤ちゃん特有の全身運動です。GM運動については、第四章であらためて述べることにします。

赤ちゃんの運動に関する国内研究

日本でも、赤ちゃんの運動や知覚に関する研究が始まっています。

広島市こども療育センター小児科の医師坪倉ひふみ氏らは、同センターを受診し、広汎性発達障害（PDD）と診断された乳児の運動やその発達の特徴を考察し、障害との関係を検討しました。対象者は、二〇〇六年から〇七年に運動発達の遅れを訴えて来院し、独り歩きができたあとの経過観察を行うなかで、障害と診断された一六名の乳児です。

研究の結果、広汎性発達障害の赤ちゃんの運動の特徴は四つに分類されました（「運動発達遅滞を主訴に来院した広汎性発達障害」）。

①一時期運動の発達に遅れはあるが、後で追いついて独り歩きは正常にできるもの
②見られるべき運動が歩き始めまで出現しないもの
③全体的に運動発達が強く遅れるもの
④各運動のできる順序がちぐはぐなもの

このように広汎性発達障害の場合は、通常の発達段階であらわれるはずの運動がまったく出現しないのではなく、微妙な遅れやズレを伴ってあらわれることがわかりました。

もう一つは、私たちが行った研究です。

私たちは、未熟児として生まれた二四名の経過観察を行うなかで、その子どもたちが三歳になったときの発達の状態を調べました。

その結果、ＧＭ運動の異常を示した未熟児のなかに、その後、発達障害をきたす子どもが含まれていることが明らかになりました。

未熟児の自発運動（GM）と3歳の時点の疾患の関係

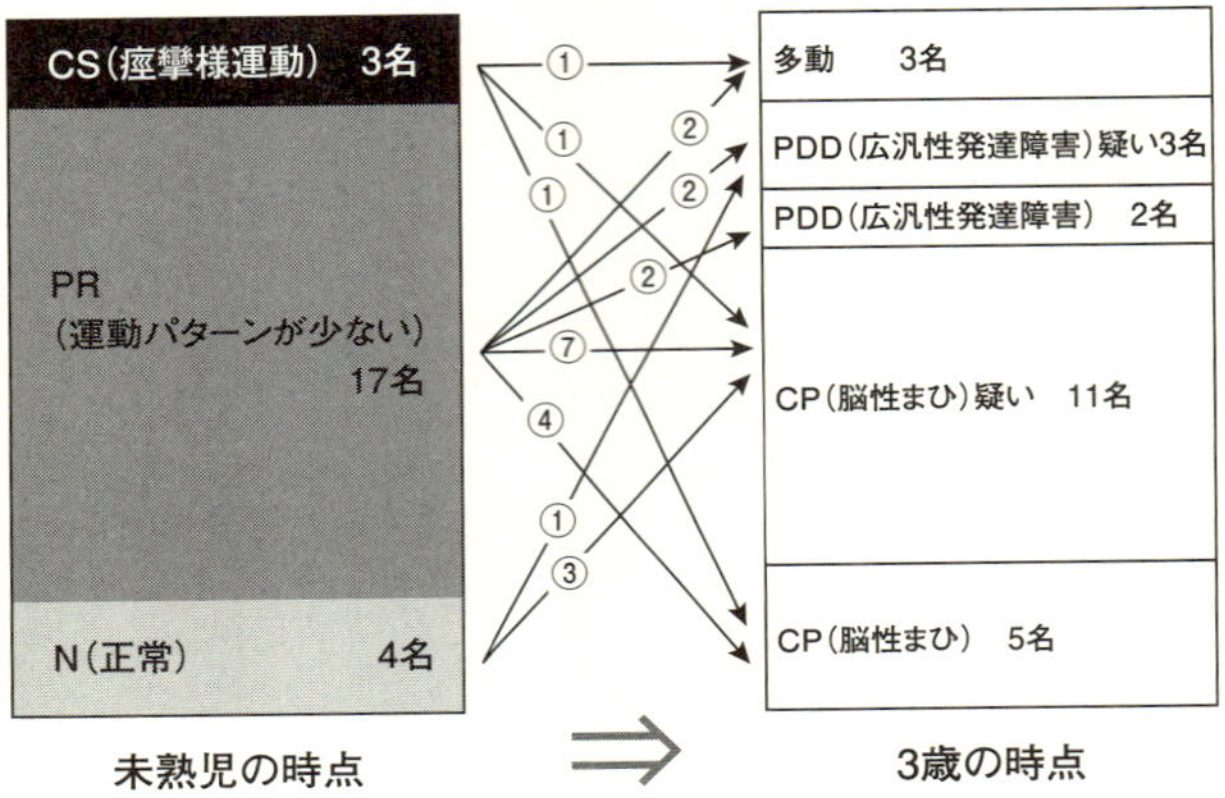

上図の左側の枠のなかにある「CS」は痙《けい》攣《れん》様運動を示した赤ちゃん、「PR」はプア・レパートリーの略で運動のパターン（種類）が健常児よりも少ない赤ちゃん、「N」は正常の赤ちゃんです。CSの赤ちゃんは三歳の時点で高い確率で脳性まひと判断され、PRの赤ちゃんは三歳の時点で脳性まひか、発達障害の疑いがありました。

ところでこの研究が興味深いのは、「未熟児」の運動に異常が観察されたことです。なぜなら未熟児というのは、受精日数から割り出した出産予定日以前に生まれた、いわば「子宮の外に出た胎児」だからです。その未熟児に、脳性まひや発達障害の予兆が見られたということは、赤ちゃんの運動の異常は、出生後だけでなく、すでに胎児期から見られることをこの研究は示しているのです。

赤ちゃんの知覚に関する研究

一方で、発達障害児の知覚に関する研究も始まっています。まずは視覚です。

人の視覚には大きく分けて「形態視」と「運動視」の二つの能力があります。形態視は「形」を見る能力、運動視は「動き」を見る能力です。ディスレキシアや自閉症はこれらの能力に健常者との相違があるといわれています。

「形」の知覚に関する研究から紹介しましょう。

自閉症は、図形のなかに別の図形が埋め込まれているような入れ子の図形のなかから、特定のパターンを探し出す課題では、健常者よりもしばしば探索速度が速いことから、図形全体ではなく局所的なパターンに注目する傾向があるといわれています。

次に「動き」の知覚に関する研究も見ていきます。

G・T・ヒルとJ・E・レイモンドという科学者は、ディスレキシアと健常者の運動視の違いを、「運動透明視」という方法を使って調べました。

運動透明視とは、ドット（水玉模様）の集まりを、右だけ、左だけというように一方向に動かすと、単なるドットの集まりにしか見えないのですが、ドットのうち一〇％だけ、二〇％だけというように一部を逆方向に動かすと（逆方向情報は「ノイズ」と呼ばれます）、重なる二つの面（動き）が見える画像です。つまり、どの割合までノイズを加えると、三次元（物の奥行き）が理解できるか、を調べることができます。

研究の結果、ディスレキシアは、一方向だけに動く画像については健常児と同じ結果を示す一方で、どこまでノイズを加えたら奥行きが見えるかという運動透明視については健常児よりもより多くドットを加えないと明らかに認識が低下することがわかりました。

ところで運動透明視では、重なる二つの動きのうち、一つの動きだけに注目するともう一つの動きが阻害されたり、立体感が失われることが知られています。このことから、ディスレキシアの子どもは、重なる二つの動きが同時には見えず、一つの動きにだけ注目して見ているのではないか、したがって奥行きの認識に障害があるとされているのです。

また、知的障害のある子どもの場合は、注意を向けるべき対象物に、①注意を向けるこ

発達障害の子どもが見ている「形」と動き

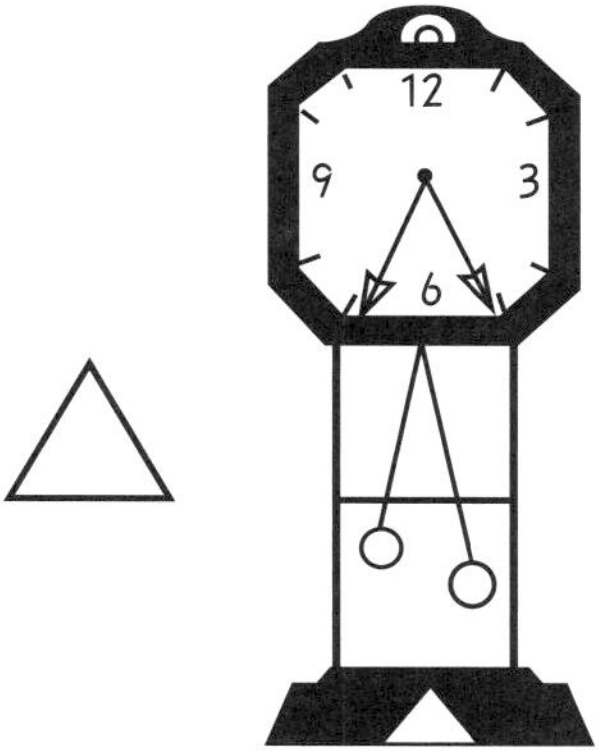

左側の三角形を右側の時計の中に探す課題。全体を無視して局所的な線画に注目する必要がある。自閉症児は健常児よりも探索速度が速い、つまり視野全体ではなく、局所的な線画に引きつけられやすいといわれている。

山口真美・金沢創『赤ちゃんの視覚と心の発達』より

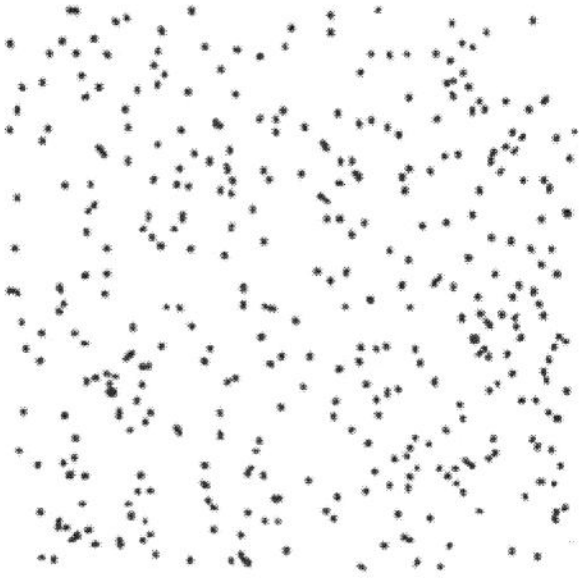

ドットを動かすことで、重なった二つの面が知覚される運動透明視の実験。ディスレキシアは健常児よりも運動透明視の認識が低下する。そのため物の立体感（奥行き）が知覚されにくいといわれている。

とができない（視線が到達しにくい）、②瞬間的に注意を向けることができない（注意を向けるまでに時間がかかる）、③滑らかに注意を向けることができない（視線が泳いで到達しにくい）など、視覚機能の弱さが指摘されています。

先述の坪倉氏が行った研究でも、広汎性発達障害児の運動以外の特徴として、全例で共同注視がなく、六八％に触覚過敏、四三％にその他の感覚過敏が観察されました。

共同注視は、「自分以外の人と同じものに注意を向ける」能力で、手や指の運動機能の発達とともに生後八カ月前後に獲得されます。赤ちゃんは視線や指差しを使って、自分の関心を相手に示したり、逆に相手の関心を理解したりするのです。この能力は、のちに「他人が自分と違った考えをもつことを推論できる能力に発展する」といわれています。

最後に聴覚に関する研究も見ておきます。

有名なところでは、自閉症児の「カクテルパーティ効果」の問題があります。カクテルパーティ効果とは、選択的注意（五九ページ参照）の代表で、「自分が必要と感じる情報だけを拾って再構築できる能力」です。私たちが大勢の人々が会話をするなかで自分の名前が呼ばれたことに気づくのは、自分が必要とする情報だけを拾って認識する能力が備わっているからです。自閉症の人たちはこの能力の獲得が難しいといわれています。なおアスペルガー症候群の一部ではこの能力が見られるともいわれています。

このように、近年の科学的研究によって、発達障害をもつ子どもには、運動機能や見る・聞く・感じるなどの知覚機能に異常があることがわかり始めてきました。

ところで、発達障害は、いつ、どのようにして起こるのでしょうか。

「心」をみる小児・児童精神科

今日、発達障害の発生のプロセスについては、複数の学問分野が研究を始めています。しかし、日本ではこの種の研究は始まったばかりで決め手となるような学説はないようです。

発達障害研究には、虐待や不登校、行為障害など、子どもの精神を扱う小児・児童精神科医もまた重要な役割を果たしています。そのため発達障害が発見された段階で親に問診を行い、「このお子さんは、お母さんの目を見ない赤ちゃんではありませんでしたか？」というように、それまでの親子関係や生育状況に問題がなかったかを確認する医師もいます。

これは、不安、恐怖、抑うつ、パニックなどの神経症や少年犯罪を引き起こした原因を探るために、親に過去の子どもの様子を聞き、「子ども像」を再構成する方法です。ただし、こうした「過去の振り返り」には、客観的な事実も含まれていれば、創作された記憶も含まれており、科学的検証とは言いがたいものです。

何より、子どもは年齢によってコミュニケーションのしかたを変化させます。同じ「人の目を見る」行為であっても、生後四カ月と五歳児とでは機能が異なり、同じ意味をもちません。

ですから発達障害児のコミュニケーションや社会性の問題について考えるときも、胎児期に始まる「発達段階に応じた行動の意味」の理解が必要です。仮に五歳のときに発達障害の診断が確定したとして、そのときに見られる「症状」をそのまま過去にさかのぼって検証したとしても、発達障害が起こるプロセスの解明にはあまり意味をもたないのです。

「原因」を探る脳機能研究

もう一つ、発達障害の原因を探る代表的なアプローチに脳機能研究があります。

たとえば「心の理論」。「心の理論」とは「他人は自分とは異なる考えをもつ」ことが推論できる能力で、自閉症児はこの機能を司《つかさど》る脳の部位に障害があるといわれています。

また最近では、自閉症、主にアスペルガー症候群では、「社会脳」と呼ばれる扁桃体《へんとうたい》、上側頭回、前頭前野内側前部、眼窩《がんか》皮質などに障害があることもわかり始めています。

「社会脳」は、人の社会性を司る脳の役割を理論化するなかで生まれた説です。この説は、他の霊長類と比べて人の大脳皮質が発達しているのは、集団のなかで生き抜くすべを得るためであった、という考えに基づいています。現在、社会脳の研究は、脳の血流の活動を測定するｆＭＲＩなどの利用によって、世界中で進められています。

そして最近、脳科学者の間で特に注目を集めているのが「実行機能」障害説です。

実行機能は「始動」「集中」「努力」「感情」「記憶」「行動」の各機能で構成され、人が目標を立てて、物ごとを計画し、それに向かって動機を維持し、遂行する能力です。これらを司る前頭葉のどの部位がダメージを受けるかによって、注意欠陥多動性障害や自閉症のあらわれ方が決まる、というのが今日の有力な説です。

このように脳機能研究は、二〇世紀後半以降の脳機能画像技術の飛躍的な進歩によって、発達障害を引き起こす脳の機能異常を解明しつつあります。ただし、小児・児童精神科による研究と同様に、いずれも障害が確定したときのものであって、「どのようなプロセスを経て社会性の障害につながるのか」という報告がありません。

医学的には、発達障害とは、「発育期の脳に何らかの要因が加わり脳の発達が阻害された結果運動、行動、発達の遅れ、言葉の遅れ、その他様々な神経学的症状が生じ、発達に障害をきたした状態」（橋本俊顕「軽度発達障害の理解と特別支援教育」）と定義されています。

そうであるならば、「脳障害が完成したあとの研究」だけでなく、それを含めた「障害が完成するまでのプロセスを探る研究」が必要だと思うのです。

「コミュニケーションの障害」を解く鍵は運動と知覚にある

障害や疾病には「病因」「経過」「症状」という三つの視点があります。しかし、これまで発達障害にかかわる研究者や指導者がとってきたアプローチは「病因」と「症状」に重点が置かれ、両者をつなぐ「経過」の検証については十分ではありませんでした。

そのこともあってか、発達障害は未だに「心の障害」と解釈されることが多く、コミュニケーションやソーシャルスキルの訓練を行って、正しい社会性を身につけさせようという精神科的な療法が中心です。

一方で、本章で紹介したように、「発達障害の子どもには運動や知覚の異常が見られる」「運動や知覚の異常はコミュニケーションの障害に先立って出現する」との報告が国内外で出始めています。こうした発見が相次ぐならば、発達障害の原因論に対する考え方、さらには訓練のあり方にも影響を与えるのではないか、と私は考えています。

子どもの発達は、胎児期に始まる遺伝子、脳、運動、知覚、認知、さらには環境というさまざまな要素が相互作用的に組み合わさって成立します。重要なのは、こうした多種多様な要素が、いつ、どのようなプロセスを経て障害を起こすのか？　を知ることです。

私自身は、「胎児期に生じる脳、運動、知覚の異常が、新生児期以降にコミュニケーションの障害を引き起こし、本格的な集団生活が始まる幼児期になって社会性の問題に発展する」という一つの仮説を立てています。

これが本当なら、私たちが幼児期以降に見ている発達障害児のコミュニケーションの障害と、その後に引き起こされる社会性の問題は、「胎児期に始まる脳、運動、知覚、認知の発達異常につづく二次障害」、あるいは「そのプロセスがほぼ完成された像としてあらわれたもの」かもしれないのです。

人間は運動だけで成長するわけでも、知覚だけで成長するわけでも、ましてや脳だけで成長するわけでもありません。また、子どもの行為にはその一つひとつに「意味」があります。ですから子どもの「運動」と「知覚」の発達を「一連の流れのなかで捉え、トータルに見る」ことはとても重要です。

次章では、胎児期にさかのぼって、ヒトの発達にとって「運動」や「知覚」にどのような意味があるのか考察します。そこから「社会不適応」といわれる発達障害の症状に至るプロセスを検証します。

第四章　見る・聞く・感じる世界が違う子どもたち

――発達障害の発生プロセスを考える

最近の研究で、脳の生育が阻害される時期と障害の程度の関係がわかり始めてきました。それによると、障害の程度は、重いものから軽いもの、そして正常の範囲と連続的です。妊娠初期から中期までの細胞分裂が行われる時期に脳が障害を受けると、障害の程度は重篤なものとなり、無事に生まれたとしても脳性まひを引き起こします。

一方、発達障害は、妊娠中期から出産前後の周産期の軽微な脳の障害によって起こると考えられています。その場合、脳の見た目の異常は発見しにくくなりますが、機能の異常が観察されます。

この章では、ヒトの発達を胎児期にさかのぼって発達障害の発生プロセスを見ていきます。ここでのキーワードは、「胎児期の運動と知覚の意味を探る」です。

なおここでは、胎児期を二つの時期区分であらわします。

・受精〇週から二四週（妊娠約六カ月）ごろまで――「妊娠初期」

・受精二五週ごろから誕生まで――「妊娠中後期」

はじめに、受精から始まるヒトの「脳」「運動」「知覚」の発達を見ていきます。

妊娠初期――胎動と触覚の芽生え

受精して小さな命が誕生したその瞬間から、胎児は遺伝子に組み込まれたプログラムにしたがって急速に成長を始めます。

受精後七週（妊娠二カ月弱）までの胎児は、いわゆるたまごの状態です。「胎芽《たいが》」と呼ばれるこの段階では、えらやしっぽもついていて、まだ人間らしい形にはなっていませんが、すでに脳の基となるものができ始め、「神経細胞」がどんどん数を増やしていきます。神経細胞は「ニューロン」とも呼ばれ、微弱な電流を用いて、身体から脳へ、脳から身体へ伝わる信号の受信と伝達を行っています。また、脊髄《せきずい》のごく一部に「シナプス」と呼ばれる神経細胞と神経細胞をつなぐ部分が形成され始めます。

受精後八週ごろになると、胎児の運動、いわゆる「胎動」が始まります。面白いことに、胎動の開始と前後して胎児の周囲には羊水が形成され、胎児が動ける空間ができ始めます。

初期の胎動は、「驚愕様《きょうがくよう》」と呼ばれる全身をビクッと動かす運動と、「General Movements（GM運動）」と呼ばれる全身運動です。第三章でも紹介したGM運動は、身体全体を流暢《りゅうちょう》に動かす赤ちゃん特有の運動です。途中運動の大きさや速度が変化しながら数十秒から数分間つづきます。

ヒトの原初の運動であるGM運動が興味深いのは、外からの刺激に対して起こる「反射」ではなく、自ら勝手に動く「自発的な運動」であることです。この運動が始まると、やがて胎児は手足を伸ばしたり、頭を動かしたりするようになります。

もう一つ、この時期に始まるのが「感覚能力」です。感覚能力とは、目・耳・鼻・舌・皮膚などが、外部からの刺激を感じ取る働きです。胎児の感覚能力のうち、もっとも早くに発達するのが「触覚」です。

受精後七週（妊娠二カ月弱）にはすでに胎児の口の周りに触覚受容器ができ、手の感覚受容器が機能する一〇週には指しゃぶりが始まります。感覚能力のなかでももっとも早くに始まる「触覚」は、受精後九〜一〇週に始まると、誕生までにすでに大人と同じ程度にまで発達するといわれています。「触覚」が芽生えてしばらくすると、胎児の「運動」に変化が起こります。「反射」と呼ばれる新たな運動が始まるのです。

受精後一三週（妊娠約三カ月）ごろから始まる反射は、本人の意識の関与なしに起こる筋反応です。第三章で書いた「原始歩行」や「把握反射」「逃避反射」などの「原始反射」がこれにあたります。子宮壁が身体に当たるなどして外部から刺激を受けると、胎児は、手をぎゅっと握ったり、開いたりして自然に反応を示すのです。

受精後一五週（妊娠四カ月弱）に入るころには、脳もずいぶん発達してきます。胎児の脳には、大脳、小脳、延髄などができ、大脳がかなり大きくなってきます。

脳の発達は、お腹のなかの赤ちゃんの運動に変化をもたらします。

たとえば、胎児は自分の指を探して口に入れたり、舐《な》めたりして、指しゃぶりをするのですが、こうした運動は、胎児がすでに二つの部位（ここでは指と口）を協調して動かせること、つまり、脳や脊髄に中枢神経回路ができあがりつつあることの証でもあります。

このように、妊娠初期の胎児は、脳の形成とともに、GM運動、触覚、反射というように、「運動」をメインに成長していきます。

その一方で、妊娠中後期の活動に備えて、目や耳など五感を感じとるための基本的なしくみ（器官）の準備も着々と進められていきます。「接触運動」を使った活動に加えて、「五感」を使った活動が始まるのです。

妊娠中後期——胎動と知覚のコラボレーション

受精後二四週ごろになると、胎児の大脳は前頭葉、頭頂葉、後頭葉に細かく分かれます。そして、神経細胞同士が複雑に結びついて情報伝達を行う脳神経のネットワークづくりが始まります。

妊娠中後期の最大の特徴は、感覚系の機能が次々と始まることです。

受精後二三週ごろには嗅覚が、二四週ごろには聴覚、痛覚、瞬目《まばたき》が、三〇週（妊娠七カ月半）ごろには味覚が、そして三七週（妊娠約九カ月）ごろには体内時計が始まります。

体内時計は「サーカディアンリズム」とも呼ばれます。夜になると眠くなり、朝目覚める前に身体が起きる準備をするなど、生体リズムをコントロールする機能です。胎児がお腹のなかで光の明暗を感じるようになると、生体リズムを動かす体内時計もできてきます。

胎児期の運動と感覚の発達

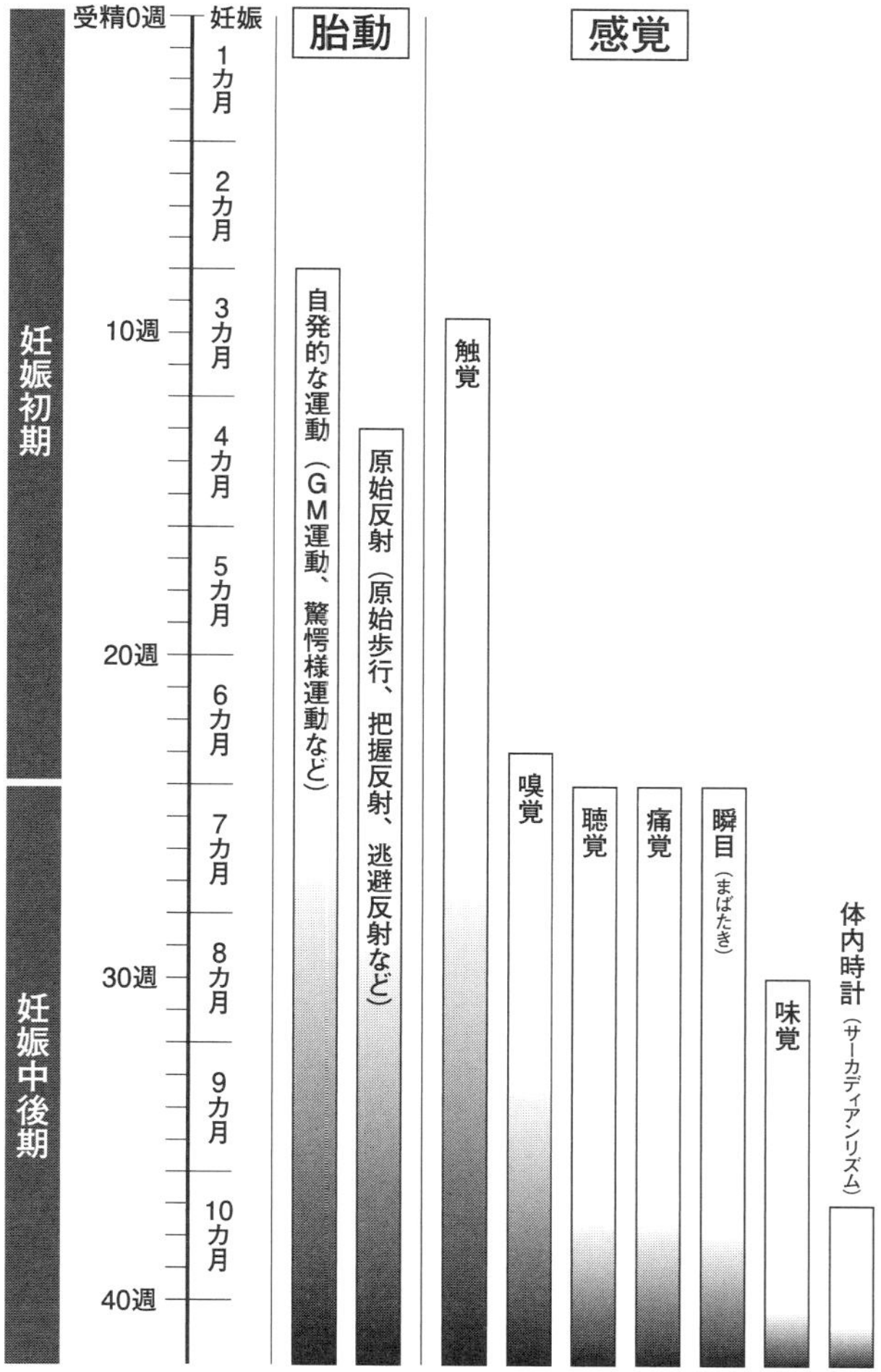
胎動
感覚
妊娠初期
妊娠中後期
受精0週
妊娠
1カ月
2カ月
3カ月
4カ月
5カ月
6カ月
7カ月
8カ月
9カ月
10カ月
10週
20週
30週
40週
自発的な運動（GM運動、驚愕様運動など）
原始反射（原始歩行、把握反射、逃避反射など）
触覚
嗅覚
聴覚
痛覚
瞬目（まばたき）
味覚
体内時計（サーカディアンリズム）

そしてこの時期には、甘味・苦味、音の高低、快・不快も感じられるようになります。

このように、受精からわずか一〇カ月の間に、お腹のなかの赤ちゃんは母体に守られながらあらゆる機能を発達させていきます。「身体」の形成、「脳」の形成、「運動」の形成、そして「知覚を伴う認知」の形成が、同時進行で進むのです。

胎児の発達の四つの特徴

ここで、胎児期の「運動」と「知覚」の発達にはいくつかの特徴があることに触れておきたいと思います。

一つ目は、胎児がお腹のなかで二種類の異なる運動をしていることです。受精後八週（妊娠約二カ月）ごろに始まる「自発的な運動」と、受精後一三週（妊娠約三カ月）ごろに始まる「反射」です。お腹のなかの赤ちゃんは、異なるタイプの運動を巧みに使いこなしながら、運動機能全体を発達させているのです。

二つ目は、あらゆる感覚能力のうち、「触覚」がもっとも早くに始まることです。胎児は二八〇日という長い期間の大半を「触覚」のみで過ごします。「触覚」は、手や足を使った「接触運動」のメインの感覚として、胎児の期間中ずっと活躍します。

三つ目は、「運動と知覚の協調」が起こっていることです。胎児の運動はGM運動のような「自発的な運動」から始まりますが、それによって身体が子宮壁に触れて外部環境からの触覚刺激を受けると胎児は「反射」を起こします。四つ目は、さらに誕生が近づくと五官を通じた味、音、快・不快など各種の知覚が加わり運動に織り込まれていくことです。

以上のポイントは、「胎児期の運動と知覚の意味」を知るうえで大きなヒントを与えてくれます。実は、お腹のなかの赤ちゃんは「運動」と「知覚」を使ってある重要な仕事をしているのです。

運動と知覚には三つの意味がある

私は、ヒトの胎児期の「運動」と「知覚」の発達には三つの意味があると考えています。

①誕生後の生活のための準備

②自他認知

③脳を育む

まず、①は、二つの目的から成り立っています。

一つは、生存に必要な活動です。胎児の運動のなかでも、呼吸をするような呼吸様《こきゅうよう》運動、物を飲み込むような吸啜《きゅうてつ》運動などは、まさに生後の生命維持に欠かせない活動です。

もう一つは、他者とのコミュニケーションに関係します。生後間もない赤ちゃんは、母親の声を覚えていたり、匂いをかぎわけたりするだけでなく、表情を真似たり、周囲の人に微笑《ほほえ》みかけたりします。ちょっと真似ること、ちょっと笑うことで簡単に親の愛情を獲得することができるからです。親の意識を自分のほうに向け、養育してもらうためです。

このように、胎児は受精からわずか数カ月の間に、呼吸、物を飲み込む、泣く、笑う、指をなめる、ハイハイをするなどの「運動」を獲得し、生後の活動に備えています。

②は、文字どおり「自分や他人の存在を知る」能力です。すでに述べたように、胎児はまずGM運動を使って自発的な全身運動を起こします。そして自分の周囲にある「自分以外のもの」、たとえば子宮壁が身体に当たるなどして外部環境からの刺激を受けると「反

射」を起こします。そして、運動とそれによって誘発される感覚刺激を繰り返しながら、「自分」と「自分以外の存在」を認識しているのです。言うまでもなく、自己と他者を認識する能力は、生後に始まるコミュニケーションの土台となります。

最後の③は、最新の科学的研究を紹介しながら説明したいと思います。

胎動が「脳」を育む——仮想ロボットを使った胎児研究

ヒトが胎内で形成する脳、運動、知覚の関係を、実際の胎児を使って調べることは困難です。これをロボットの分野で可能にしたのが、東京大学の國吉康夫《くによしやすお》教授らが行った「胎児シミュレーション」です。少々奇抜に思われるかもしれませんが、國吉氏らは、ヒトの認知発達過程を構成的に理解することを目的とした研究をロボットを使って行いました。

受精後三〇週（妊娠七カ月半）以降の、身体が人間らしい状態になった段階を想定して、約二〇〇本の筋肉を備えた胎児の身体をパソコン上に仮想ロボットとして作り、脳と運動がどのようにして成長するかを調べたのです。その結果は大変興味深いものでした。

実は、胎児の運動と知覚は「脳」の発達と大いに関係していたのです。

研究の結果を整理してまとめましょう。

①脳の部分と身体の部分は強くつながっている

当初、胎児ロボットの脳はブラックボックスのような状態でした。しかし胎動が始まると、脳のある部分が身体のある部分と強くつながるようになりました。脳自身が、脳の内部を「ここは足の感覚」「ここは腕の感覚」と認識するようになったのです。これは、身体のどの部分の知覚を脳のどの部分で感じとっているかを示す「身体地図」のようなものです。つまり、胎児は「運動によって脳のなかに身体地図を作っている」と考えられます。

②身体が脳を作る

二つ目は、「身体が脳を作る」プロセスの存在が示されたことです。この研究によって、ヒトの脳の発達には、「皮膚感覚」「視聴覚などの感覚機能」「身体運動」「外部環境」が深く関係していることがわかりました。「運動」と「知覚」が「脳」を変化させ、その変化がさらに刺激情報の受信に影響を与えるというのです。

このように胎児は、運動と知覚の繰り返しのなかで「誕生後の生活のための準備」「自他認知」「脳を育んでいる」と考えられます。しかも①と②の発見によって、ヒトの脳の発達には胎児期の「運動」と「知覚」の働きが不可欠であることが明らかになったのです。

注意欠陥多動性障害児はシナプスの数が多い？

ところで、マイナー・H・アルフラとB・タウエンという科学者が、「軽い発達異常を引き起こす周産期の脳損傷は、軽い運動機能障害をもつ子どもの三分の一程度にすぎない」との考えを発表しました。このことから、運動に障害をもつ子どもの多くは、脳に肉眼的な異常（脳損傷）が観察されるのではなく、神経伝達物質や受容体システムなど、「ミクロレベルの神経機能に障害がある」と考えられています。

本章で考察してきたように、胎児や赤ちゃんの全身では、生理学的な脳神経の発達と、行動学的な運動や知覚の発達が同時に起こっています。

たとえば脳科学で「脳が発達する」という場合、神経細胞や神経細胞同士をつなぐシナプスが発生して数が増え、情報の伝達を行いながら他の神経細胞と結びつき、さらには余分な神経回路を除去しながら整理されていくことを指します（この辺りの話については拙著『赤ちゃんと脳科学』で詳しく述べています）。

こうした「神経回路網のネットワークづくり」は、赤ちゃんの手や足などの身体や目や耳などの器官を形成するだけでなく、運動パターンや知覚機能の発達促進に重要な役割を果たしています。また、國吉氏らが指摘するように、胎児は運動によって脳のなかに身体地図を作っていると考えられます。

このことから、もし「神経回路網のネットワークづくり」が活発に行われる周産期の脳神経に障害が起こると、胎児の運動や知覚がうまく育っていかない可能性があるのです。

これに関連して、ヒトのシナプスの数を研究しているハッテンロッカーという科学者は、発達障害の子どものシナプスの数に関する一つの仮説を提唱しています。

彼は、注意欠陥多動性障害の子どものシナプスは、健常の子どもよりも多いのではないかと考えています。シナプスが多いために、情報処理が整理されず混乱が起きているのではないかというのです。たしかに私たちが臨床で目にする注意欠陥多動性障害の子どもの印象は、ハッテンロッカーの主張を裏づけているように思います。

胎児は自分と他者を認識している

ここで、胎児期の運動と知覚の意味を整理しておきましょう。

お腹のなかの赤ちゃんは、遺伝子の働きによって運動や知覚を発達させ、眼球運動やハイハイなど、誕生後の生活に備えて成長しています。これらのしぐさや運動は、生命維持に欠かせないだけでなく、他者に働きかけ、愛情を獲得しながら養育をしてもらうための重要な手段となります。

同時に、胎児は身体運動を通じて自らの身体を確かめています。

子宮はそれほど大きな入れ物ではなく、なかは羊水で満たされています。ですから胎児は羊水のなかで泳ぐようにして、比較的自由に身体を動かすことができます。こうした「触れること」と「触れられること」が同時に起こることを「ダブルタッチ」と呼び、身体認知に極めて重要な感覚であるといわれています。胎児は子宮という限られた空間のなかで、接触運動を行い、「自分」というものの存在を確かめているのです。

ヒトの発達にとって、外部環境との接触もまた重要です。

羊水という流体環境のなかで手や足を動かすと、胎児は「抵抗」を感じることができます。抵抗は、指先と手のもとのほうの圧力の差から生じます。身体が何かに触れたとき、指先よりも手のもとのほうが、足先よりも足のもとのほうが抵抗をより強く感じます。

その圧力の差が、胎児に自分の「手」や「足」を認識させ、さらには自分以外の「外部の存在」を知らせます。胎児は、「いくら押してもそれ以上先へは手足が動かないこと」を知って、「あれ？　自分の身体と違う別の存在があるんだ」と気づくのです。

その意味で、子宮は赤ちゃんを保護するだけでなく、自他認知を促す重要な役割を果たしているといえるでしょう。

「運動と知覚の発達」からコミュニケーションへ

これらに加えて興味深いのは、生まれたあとの赤ちゃんが、周囲の環境から見る・聞く・触るなどの感覚刺激を受けながら運動の「修正」と「選択」を行い、最終的には「最善の運動」を獲得しているという事実です。そしてこの胎児期以降に始まる一連のプロセ

運動と知覚の輪

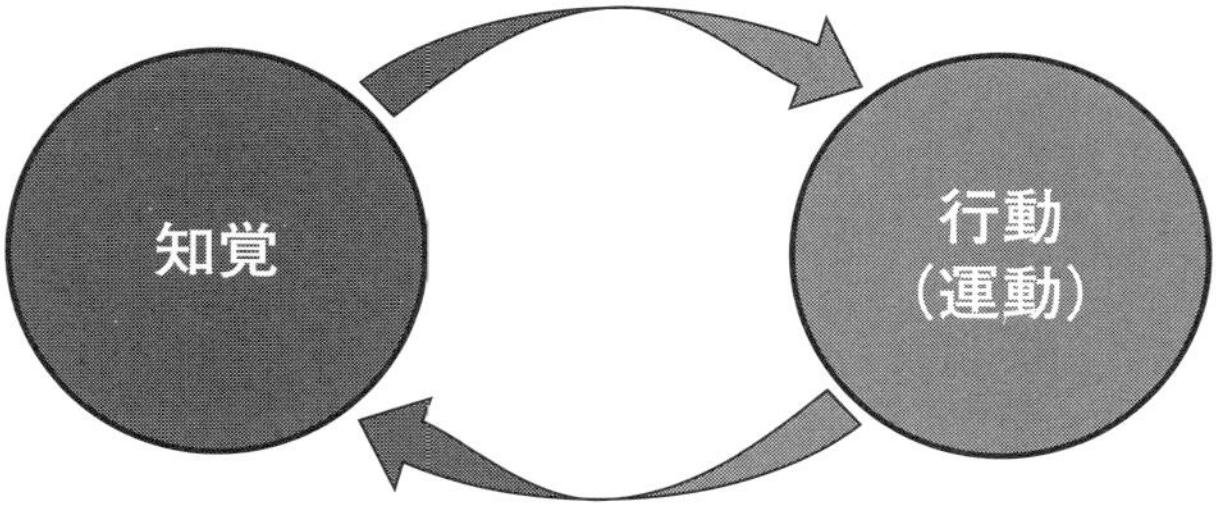

スは、妊娠初期の「遺伝子によってあらかじめプログラムされたもの」から、妊娠後期には本人の意思による「学習」へと変化していくことが最近の研究でわかっています。おそらくこれがもっとも原初的な「運動と知覚の輪」であり、「学習」の始まりではないか、と私は考えています。お腹のなかの赤ちゃんは「運動」や「知覚」を通して脳を育み、さらに生後の活動に必要な「土台づくり」を懸命に行っているのです。

ですからもし、周産期にある赤ちゃんの脳が障害を受けると、動く・触る・見る・聞くという機能がうまく形成されず、認知能力が十分に育たない可能性があります。それが、第三章で近年の科学的研究として紹介した、未熟児や生後の赤ちゃんに見られるGM運動、原始反射、視聴覚などの異常ではないでしょうか。

これらの知見を踏まえて、いよいよ発達障害の発生のプロセスを考えていきましょう。

子どもの発達は一つずつ積み上がる

ここまでみてきたように、ヒトの運動や知覚の発達には、「誕生後の生活のための準備」や「脳を育む」ことに加えて、「自他認知」という大きな役割がありました。自他認知は、生後、周囲の人たちとの関係のなかで「情動」を経験するのに欠かせない能力となります。

「情動」とは、喜び・悲しみ・驚き・怒り・恐怖などの感情です。

生後の赤ちゃんは、周囲にあるものに興味をもち始めると、見る・聞く・触る能力を使って行動範囲を拡げます。そして、自分の微笑やしぐさが周囲の人々の注目を引き出すことに成功すると、赤ちゃん自身もそれを自分の喜び・驚きとして受け止めます。

また逆に、熱い物に触るなどして、危険や失敗を人に制止されると、赤ちゃんは驚き・恐れ・悲しみなどの感情を学びます。

このときの称賛・注意・叱責《しっせき》などに付随する相手の顔色やしぐさから、赤ちゃんは自分の動作が歓迎されているか、いないのかを知って、適切な行動様式を学びます。そのなかで、相手の行動を予測したり、相手の感情を理解したりすることを覚えるのです。

生後八～一〇カ月ごろの赤ちゃんは、「手さし」や「指さし」をします。これは、「あれとって」「抱っこして」などの意思表示、つまり他人との「コミュニケーション」の始まりです。一歳半を過ぎると、言葉の獲得とともに言葉によるコミュニケーションが充実していきます。そして三～四歳ごろには、遊びを通した緩やかな集団の形成が始まります。一人遊びの他に、集団での遊びに興味をもち始め、他者との関係のなかでコミュニケーションの方法を工夫するのです。こうした集団活動を営むなかで、赤ちゃんや子どもは言語的・非言語的コミュニケーションを手がかりに、他者の心の動きや感情を類推する能力、他者とメッセージを交換し、役割分担や協力関係を結ぶ「社会性」を学んでいくのです。

つまり、胎児・赤ちゃん・子どもは、一つひとつ階段を登るようにしてそのときどきの「発達の中心テーマ」を変化させ、各テーマを相互作用させながら発達していきます。

ですからもし、一連の発達の過程が、土台となる「運動」や「知覚」のところで障害されると、他者との関係で獲得される「情動」や「コミュニケーション」、さらには「社会性」がうまく育っていかない恐れがあるのです。

これが、第三章の終わりに述べた発達障害が起こるプロセス、つまり、「胎児期に生じる脳、運動、知覚の異常が、新生児期以降にコミュニケーションの障害を引き起こし、本格的な集団生活が始まる幼児期になって社会性の問題に発展する」という仮説のあらましです。このことから、発達障害は、読んで字のごとく胎児期に始まる一連の発達の障害ということになるのではないでしょうか。

「こだわり」の正体

さて、先にも名前の出たオランダの小児科医のマイナーは、発達障害の子どもに特徴的な「協調性運動障害」以外の新しいタイプの運動障害として、注意欠陥多動性障害(ADHD)の子どもの「運動パターンの少なさ」を指摘しています。

マイナーは、後に注意欠陥多動性障害と診断された赤ちゃんと健常の赤ちゃんの、生後四カ月の時点の「リーチング」と呼ばれる物に向かって手を伸ばす運動の違いを調べました。その結果、実に興味深いことがわかりました。

健常の赤ちゃんは、もともともっている運動パターン（種類）が多く、それらを使って何度もリーチングを繰り返すうちに、最終的にはベストな運動を獲得することができます。物に触るリーチングが成功し始めると、その場面では不要な運動パターンが急速に減少してより効率のよい運動パターンに収束していきます。

ところが、注意欠陥多動性障害の赤ちゃんの場合は、もともともっている運動パターンが少ないために、リーチングに成功する回数が多くありません。そのため、通常なら効率のよい運動パターンが習得できる時期がきても、最適な運動を選択することができなかったのです。

加えて重要なのは、運動の種類は少ないものの、運動が有効に機能するときは物に触ることに成功した、ということです。これが不器用さ、ぎこちなさの原因と思われます。

もう一つ例を挙げます。

重度の自閉症児の行動特性に、顔の周辺で手をひらひらさせるような常同行動があります。この行動の意味を知る鍵は、乳児期の発達にあるといわれています。

生後三カ月ごろの赤ちゃんは、自分の手を頻繁に眺めるようになります。これは「ハンド・リガード」として知られる乳児期の赤ちゃんに特有の運動です。

赤ちゃんにとって、自分の手を見つめることには大切な意味があります。

それは、「自分には身体があることを赤ちゃん自身が知る始まり」です。いつも自分の目の前に手があり、その手が動くたびに独特の感覚を覚えることに気づき始めると、赤ちゃんはそれが他でもない「自分自身」であることを知ります。これが、「自分」という存在を知ること、すなわち「自己認知」につながります。

さらに赤ちゃんは、目の前で動く手が自分の意思で動かせることに気づくと、自分の身体や目の前にある物に触れて、そこから返ってくる反応を確かめようとします。

でもこのとき、生まれながらにして運動や知覚に障害があり、ベストな解決方法が見つけられない（返ってくる反応がうまく確かめられない）とどうでしょうか。大きくなってもそれを繰り返す可能性があるのです。その動作が、周囲の人々の目には「こだわり」として映るのではないか、と考えられるのです。

「パニック」には理由がある

私たちが誰かに声をかけて、相手が「呼んでも振り向かない」ことに不自然な印象をもつのは、人々の間にコミュニケーションの前提として「人は呼んだら振り向くものだ」という共通感覚があるからです。ですから相手が「呼んでも振り向かない」と、私たちは不快感を覚えることがあります。

発達障害の子どもは、「タイミングが悪い」とか「持続力がない」などといわれます。そして、自分が周囲から何となく違うと見られていることや、他の子どもにはできて自分にはできないことがあることにも気づいています。

しかし、話を聞いていないように見えるのは、「聞く気持ちがない」からではなく、「さまざまな情報が同時に聞こえている」、あるいは「聞こえているけれども、私たちが聞いているのとは少し違った聞こえ方をしている」からなのかもしれません。

また、ぬり絵の枠をはみ出してぬってしまい、上手にできないと癇癪《かんしゃく》を起こすのも、「根気がない」とか「わがまま」だからなのではなく、「視覚機能にわずかなズレがあって私たちが見ている風景とは違った見え方をしている」、あるいは「もともともっている運動パターンが少ないために、スムーズに手を動かせずにいる」のかもしれません。

『発達障害当事者研究―ゆっくりていねいにつながりたい』の著者で、自身がアスペルガー症候群と診断された綾屋紗月《あややさつき》氏は、自分は膨大な選択肢のなかから行動を絞り込んでまとめ上げる作業が人よりゆっくりである、と語っています。

たとえば、オフィスで仕事をしているとします。時刻はもうすぐお昼の一二時。まだまだやるべき仕事はたくさん残っています。しかし「お腹がすいた」という身体からの欲求が少しずつ起こってきています。

ここで怖い上司に注目すれば、「こっそり抜け出す」「申し訳なさそうに断って昼食をとる」などの選択肢が、空腹に注目すれば「あのドアを開けて○○に行く」という選択肢があらわれます。「上司に断って」という行動にも、声色、声のスピード、どんな表情、どんなタイミング、どんな身振り？　さまざまな選択肢があります。

さらに、ようやくお店に行ったのに「本日は完売しました」などと言われれば、大変です。突然、即時に別の選択を迫られます。「昼休みが終わってしまう！」と途方に暮れたり、情報処理が追いつかずに頭のなかが「助けて！」とパニックになったりするのです。

ですから彼女は、行動のまとめあげに毎回不安にならずにすむ、具体的な行動についてもできるだけ細かく決めて、パターン化し、安心できる日常生活を送ろうとするそうです。ただし、一度パターン化してしまったものについてはそのとおりにいかないと大変で、大きく動揺し、混乱します。

また、綾屋さんによると、街を歩いていると、風景全体ではなく落ち葉など風景のごく一部に感覚がフォーカスされ過ぎて、不快感を覚えることさえあるという話でした。

健常者にとってはささいに思われる行為も、発達障害児（者）にとっての「いつもと違う」は大問題に感じられるのです。ささいと思えるような日常だからこそ大問題に感じられるのかもしれない、待ってもらえたらできることも多いのに、と彼女は語っています。

さらに、現代は「スピード社会」です。物事の速さが重要視され、人は周辺環境からの要請に速やかに対応することが求められます。私たちが求めた効率優先の日々は、想像以上に、発達障害をもつ子どもに生きづらさを感じさせているかもしれないのです。

君の世界を教えてほしい

ここで、第二章で紹介した発達障害の「症状」を再び思い出してみたいと思います。

情緒的触れ合いの欠如、常同行動、新しい環境への嫌悪、感覚の極端な反応、他者の視線・表情・身振り・手振りの理解の困難、選択的注意の困難、微妙な言い回しの理解の困難、左右逆の鏡文字を書く、ささいな物ごとでも外部からの刺激を受けやすい、など――。

今日、さまざまな領域の研究者が研究に取り組み、新たな知見が見出されてきたとはいえ、発達障害の子どもの理解はまだまだ途上にあります。ですからこれらの「症状」のすべてが、本書で考察した運動・知覚機能の異常に起因するとは断定できませんし、またどの症状に、どのような機能障害が、どの程度関与しているのかも明らかではありません。

しかし、最近の科学的研究からわかり始めてきたのは、

「発達障害をもつ子どもは、物を見たり、音を聞いたり、手足を動かしたりする出発点が健常の状態と違っていて、発達障害の子どもにとってはそれが当たり前の世界である」

ということです。

人生の途中で機能が失われたのではなく、また親の養育態度によって他者との社会的関係がうまく結べないのでもなく、その世界を携えて生まれてきたのだとすれば、発達障害をもつ子どもの運動や知覚の機能それ自体を治癒することは容易ではないように思います。

ましてや「発達の中心テーマ」の一つである「社会性」にだけ着目して、「場の空気が読めない」「こだわっている」「怠けている」「頑固だ」などと本人のやる気や態度を非難するのは大きな思い違いである、ということです。

発達障害研究に携わって思うのは、「世界の違いを発達障害の子どもにどう認めさせるか」ではなく、「君が見ているものを私にも教えてほしい」というように、発達障害の子どもの見て・聞いて・感じている世界を理解する立場に立つこと、それを互いの関係の出発点にしたいということです。それが発達障害の理解に近づく第一歩であり、またそうすることでしか互いを理解することはできないと思うのです。

大切なのは「自ら経験し、学ぶこと」

ところで、発達障害をもつ子どもの「世界」を見ることの他に、実はこの章ではもう一つ重要なお話をしています。それは、人間にとっての学習の基本は「自ら動く、経験すること」にある、ということです。

胎児や赤ちゃんは、そのもてる運動能力と知覚能力をフルに活用して自ら探索、学習し、周囲に果敢に働きかけて成長し、発達していきます。たとえば、原始反射は今でも発達学では重要視される視点ですが、人間の原初の運動は、GM運動に代表される「自発的なもの」です。自発的な運動はその後、自らの意思によって行う随意運動に発展します。そして、意識的、自発的に行われなければ「学習」は成立しません。

このように人間の発達が「自ら動くこと」を基本にして成り立っていることを考えれば、発達障害の子どももまた、「自ら行動し、環境との相互作用によって発達する存在」といえるのではないでしょうか。

辞典によれば、「学習」とは、不安や嫌悪などの好ましくないものも含めて、自らの経験を通じて環境に適応する態度や行動を身につけていくこと、とあります。そして人間は、外部から与えられる情報による受動的な学習と、自ら求めて新たな情報を得る能動的な学習のバランスを保ちながら、成長、発達を遂げていく生き物です。

そうであるならば、発達障害をもつ子どもに次から次へと課題を与えて「正しいものを見せる、聞かせる、触らせる」だけではなく、子ども自身が「興味あるものを見たい、聞きたい、触りたい」と意欲的になれる工夫をしたいものです。

第五章　障害があっても安心して暮らせる町

この章では、発達障害をもつ子どもと周囲の人々との関係について述べていきます。まず発達障害児に対する今日の治療や訓練を取り上げ、訓練を提供する側の課題を指摘したいと思います。次にその対案として、子育てに不断の努力が求められる現代社会において、身近な環境のなかで発達障害をもつ子どもの育ちを見守る、ある地域の取り組みを紹介します。

簡単ではない「治す」と「わかる」

今から四〇年近く前、私は脳性まひの子どもの「早期発見・早期治療」を目指した障害児医療に積極的に取り組んでいました。

小児科医になり、小児神経学を専攻して、いよいよ障害児医療に取りかかろうとしたときです。目の前に現れたのが「脳性まひを早期に発見し、早期に訓練を始めれば、治癒しないまでも相当程度障害は改善する」という情報でした。ボイタ法と呼ばれたこの方法は瞬《また》く間に全国に拡がり、保健所などで導入されました。

福井医科大学医学部附属病院の開院とともに小児科に勤務した私は、福井県内の保健所や保健センターで講演や健診を行い、子どもたちの早期診断・早期訓練を開始しました。ところが訓練を開始して五年が経っても、一〇年が経っても、子どもたちの障害は完全にはなくなりませんでした。

子どもの障害が治らなくても、私を責める親はいませんでした。だからこそ私は辛《つら》い思いをしました。そして二度と、安易に「障害を治しましょう」とは口にしなくなりました。医療関係者が子どもの障害を「治る」と発言することは、「治すことを保証する」という意味であると私は考えます。少なくとも、親はそう理解するでしょう。

「子どもの障害を克服したい」というのは、障害のある子どもをもつ親に共通する切実な願いです。他の子どもと一緒に遊ばせてやりたい、少しでも不自由がないようにと、治療や訓練を懸命に行う親の心痛には計り知れないものがあります。私たち専門家も「障害は訓練で治すもの」という前提に立って診断名を告げ、治療や訓練を勧めます。

しかし、それで親は本当にわが子の障害を受容できるのでしょうか。

そのことへの配慮や理解が十分でないまま、私たちは子どもの障害について「治す」とか「わかる」ということをあまりにも簡単に考えすぎているように思うのです。

克服と受容のはざまで

子どもの障害を治療し克服するのか、それとも障害そのものを受け入れるのか——。

これまでわが国の障害児医療に対する専門家の意見は、常に「治療」と「受容」という二つの大きな議論の間で揺れてきました。そしてその答えは、未だ見つかっていないように思います。

長い間議論が平行線をたどっている背景には、次のような問いがすえ置かれたままになっているからかもしれません。一つは「診断や訓練は誰のためか」という問い、もう一つは「診断や治療はなぜ必要か」という問いです。前者は診断や治療の主体の所在を問うもの、後者はその必要性を問うもの、といっていいでしょう。

わが国ではこうした議論がし尽くされてきたとは言い難く、障害をもったままでも幸福に暮らせる社会の実現よりも、障害のある子どもの症状を改善または治癒することが、今でも社会生活を営むうえでの前提となっています。

私は発達障害児に対する治療や訓練を全否定するものではありません。子どもの障害の状態によってはそれらも必要であると考えます。ですが、私の考えの基本は、発達障害の子どもを無理に社会の常識にあわせようとするのではなく、障害をもったままでも幸福に暮らせる社会を実現することが大切だというものです。もし、治療や訓練を行うのであれば、少なくとも治療者はきちんとした手順にそってそれらを実施すべきではないでしょうか。

かつて私は、元北九州市立総合療育センター所長の北原佶《ただし》氏から、脳性まひの子どもの治療や訓練に先立つ「手順」を教えていただいたことがあります。治療や訓練を開始するにあたり、治療者が参考とするべき基本的な手順です。

①訓練を始める前に診断名を告知する
②訓練方法を紹介し、適応（どのような障害にどのような訓練方法が適しているか）を伝える

③目標を設定する
④限界を提示する

治療や訓練を始めるにあたっては、「何を目的として実施し、いつ始め、どのような頻度で、どのように、そしていつまで行うか」という、非常にシンプルですがしっかりとした手順が必要だといいます。

治療や訓練に先立って手順が示されるのは当然だ、と思われるかもしれません。しかし、脳性まひにおける数十年の取り組みを経てようやく確立されたこの考えも、今日の発達障害においては十分に議論され、取り組まれているとはいえず、障害児医療の重要な課題となっているのです。これから取り上げる行動主義的アプローチに基づく行動療法では、四つの手順すべてが説明されていないと感じます。特に四つ目の「限界の提示」は大変難しく、治療や訓練がなし崩し的に行われることも少なくないようです。

流行する行動療法

発達障害の子どもに対する専門的で有効な援助法として、行動主義的アプローチに基づく行動療法が注目を集めています。

行動療法とは、基本的には動物実験によって確立されたオペラント条件づけ（ある行動が生じた直後の環境の変化に応じて、その行動が生じる頻度が変化する）の行動理論に基づいて、望ましい行動を発現させたり、望ましくない行動をやめさせたりすることを目的とした療法です。これには応用行動療法や認知行動療法などがあります。

少しわかりやすく説明しましょう。

ここに子どもの「問題行動」があるとします。その行動の前には「先行事象」と呼ばれる引き金となる状況が存在し、その行動の後には「結果」が伴います。

たとえば、「広汎性発達障害の子どもが遠足に行き、見慣れない風景に興奮してパニックを起こし、思わず友だちとトラブルを起こして先生に叱られた」としましょう。この場合の先行事象は「馴染《なじ》みのない場所に遠足に行った」、問題行動は「興奮してパニックになって友だちとトラブルを起こした」、結果は「先生に叱られた」となります。

問題行動を減らす方法には、「事前に下見をして環境に慣れさせておく」「遠足の参加を見合わせる」などのように先行事象を変えて対処する方法と、「先生が別の対応をする」というように結果を変えて対処する方法があります。

このうち後者の、問題行動が発せられた直後の対応や環境を変えることでその後の行動を変えさせよう、というのが行動療法の基本的な考え方です。結果を変える手段には、強化、消去、シェイピングがあります。シェイピングとは、目標行動をスモール・ステップに分け、達成が容易なものから順に形成する方法です。

子どもが望ましい行動を取ったときは、ほめる、認める、笑顔で応じるなどの「肯定的な注目」を与えます。逆に、望ましくない行動を取ったときは、注意する、無視する、怒鳴る、罰を与えるなどの「否定的な注目」を与えて「問題」とされる行動を修正します。先述の遠足の例では、「先生は注意や叱責をせずに待ち、好ましい行動をとった場合にのみほめる」や「子どもの言い分を無視しつづける」などがあります。

こうした行動主義的アプローチに基づく訓練プログラムのなかで、最近注目を集めているのがSSTやペアレント・トレーニングです。

ソーシャル・スキル・トレーニング

ＳＳＴはソーシャル・スキル・トレーニングの略です。文字どおり発達障害児の社会的スキルの発達促進を主眼とするトレーニング方法です。日常的な対人関係の場面を問題形式にして発達障害の子どもに解かせ、集団におけるルール、気持ちのコントロール、提案、協力、自己主張の方法を学ばせようというものです。

たとえば、相手の様子や気持ちにあわせた「言葉かけ」として、「新しい洋服を買ってもらった友だちが見せにきたとき」「大好きだった飼い犬が死んでしまったと友だちが泣いているとき」にどのようなものが適切かを考えさせたり、一緒に遊んでいた友だちが別の友だちから悪口をいわれた場合はどのように対処すればよいかを複数の選択肢から選ばせたりします。

ペアレント・トレーニング

ペアレント・トレーニングは、言葉で指示が理解できる三歳ごろから小学校低学年の発達障害児の保護者を対象にしたプログラムです。

まず、保護者は、家庭における子どもの行動を観察し、その内容や対応を記録します。それを毎回保護者同士で発表し、子どもに適切な行動を身につけさせるための方法を話し合います。そのなかで、訓練を通した子どもの行動マネジメント法を身につけていきます。

保護者は、それぞれ子どもの行動を「好ましい行動」「好ましくない行動」「危険な・許しがたい行動」に分類し、その後、他の保護者と事例を通じて「肯定的な注目の与え方」「じょうずな無視の使い方」などのテクニックを学ぶものが多いようです。

ところでこのプログラムは、保護者が子どもの行動修正の方法を学ぶだけでなく、障害にともなう子どもの困難さを理解し、良好な親子関係を築くことを目的としています。

発達障害のある子どもを育てる家庭では、親子の厳しい緊張関係があり、ともに深刻な影響を受けやすいとされるからです。親の側では、養育上の混乱、無力感、怒り、自信喪失、忍耐などを経験し、子どもの側も、自己肯定感や自尊心の低下、問題行動を起こす。だからストレスによる悪循環を断ち切り、円滑な親子関係を構築するためにも親子間のトレーニングは必要であるといわれています。

今日、さまざまな職種の方々が発達障害児の訓練に参加し、その中心的な役割を果たしているのがＳＳＴやペアレント・トレーニングです。私自身、行動療法の有効性は括弧つきですが感じますし、ペアレント・トレーニングの目的の一つである親同士の連帯の重要性も強く感じます。ただ一方で、発達障害をもつ子どもや保護者を指導する立場にある方々の課題も念頭に置く必要があると考えます。

「治る障害」から見た「治らない障害」の意味

一九八七年、カリフォルニア大学ロサンゼルス校のラヴァース教授が、治療困難とされてきた自閉症に、早期に（五歳未満の乳幼児）、集中して（週四〇時間）、二〜三年間、高密度の教育を実施すれば、通常の社会生活を送るところまで発達を促進できるという追跡研究を行い、世界的な注目を集めました。数年前、日本でもこうした治療効果の再現研究を行うとして、応用行動分析に基づく自閉幼児の早期高密度治療が実施されています。

しかし、ラヴァース教授が行った研究では、高密度教育を受けた子どもの改善例は半数以下にとどまっています。しかも改善をもたらした神経科学的メカニズムは未解明のままです。治療群と非治療群を用いた再現研究も行われておらず、将来にわたって訓練の効果が継続するかも定かではありません。

近年、わが国でも、行動療法的アプローチの有効性への認識が高まり、家庭や学校での取り組みが効果をあげてきているといわれています。早期訓練をすれば、発達障害の三分の一は治るなど、具体的な数字を挙げてその有効性を訴える方もおられます。

しかし、治療や訓練の可能性や方法論を議論することは重要であると思う一方で、治癒に関する発言には、より慎重な姿勢で臨《のぞ》む必要があるのではないでしょうか。

なぜなら、こうした情報の多くは、長期的で大規模な追跡調査の結果得られたものではないからです。効果があったと断定できるほど科学的な研究は進んでいないのが現状です。

さらに、こうした主張に特徴的なのは、概して「治るケース」にばかり焦点があてられ、「治らないケース」については言及されないことです。

発達障害の三分の一が訓練によって治るということは、裏を返せば、残りの三分の二は治らないということであり、親にとっては、子どもの障害が治るまで訓練をつづけなければならないという現実の裏返しでもあるのです。

行動療法の問題点

訓練の効果が実証されていないこと以外にも、行動療法にはいくつかの問題点があります。今のところ、大きく分けて四つあると私は思っています。

①般化ができない

第一は、専門の療育機関などにおける訓練場面以外での般化《はんか》や効果の維持が難しいことです。般化とは、特殊な規則や特性を一般化させることことです。

これまでも、障害児医療では、療育機関で訓練士とマンツーマンのやりとりができるようになっても、それが子ども同士での会話や遊びに応用できないという課題がありました。そのため、今では多くの療育センターで集団的訓練が行われるようになりました。しかし、それでも訓練が療育機関内という特殊な環境下で行われているという課題は残ります。

訓練の場が療育機関から家庭に移ったとしても同じです。発達障害のある子どもに集団におけるルールや気持ちのコントロールのしかたを学ばせるというのであれば、その実践の場は、家庭だけでなく、「社会的な場面」、つまり子どもたちが多くの時間を過ごす保育所や学校など、身近な環境のなかにあるべきではないでしょうか。

②行動の「動機」を考慮しない

第二の課題は、そもそも子どもの行動には「きっかけ」となる出来事や状況があり、その子なりの「理由」があるにもかかわらず、行動の善し悪しだけで判断することです。

行動療法の手法の一つに「ブロークン・レコード・テクニック」があります。これは、子どもと議論になったり、子どもが口答えをしたり指示に従わないときに、指示に従うまで単調に指示を繰り返す方法です。親は、同じ場所で何回もレコードの針が飛ぶように、明確に、同じ調子で、子どもへの指示を繰り返します。たとえばこんなふうにします。

親:「A子、寝る時間ですよ」
子:「え〜、でもまだ八時半だよ」
親:「寝る時間ですよ、A子」
子:「八時半に寝にいく子なんてクラスに誰もいないよ」

親：「寝る時間ですよ、Ａ子」
子：「そんなのずるーい」
親：「寝る時間ですよ、Ａ子」
子：「他の子は皆、九時半まで起きているよ〜」
親：「寝る時間ですよ、Ａ子」
子：「わかったよ、だからそのしつこい『もう寝る時間ですよ』っていうのをやめてよ」
親：「ありがとう、Ａ子。少ししたら、おやすみなさいを言いにいくからね」
（指示に従ったら忘れずにほめて終了）

ここに登場する親はまさに壊れたレコードです。トレーニングとはいえ子どもの人格を無視したやり方に言葉を失います。私は、行動療法は、言葉をもたない重度の自閉症児や年少児にはある程度の効果が期待できる一方で、アスペルガー症候群や言葉をもつようになった発達障害児への使用には慎重であるべきと考えています。

就学前の子どもに、「しつけ」に近いプログラムの一つとして、個別的な状況を設定した問答を教え込むことは可能です。しかしそれ以降の、自我が確立する時期を迎えた子どもに場面設定を反復するような訓練は、実施それ自体が困難となります。

何より「見る・聞く・感じる世界」が異なる子どもに、大人が「これが正しい」と考える解をマニュアル化して、場面ごとに延々と教え込むことは、当事者である保護者や子どもに相当の負担を強いることになります。長年、行動療法を受けていた子どもが、一方的な訓練のしかたに「自分」を受け入れてもらえていないと感じて反抗的になっているという報告を受けることもあり、行動療法の難しさをあらためて感じます。

③主観的体験に欠ける

一般的に行動療法が対象とするのは「客観的に測定できる行動」です。そのため、訓練は、「教える側」と「教えられる側」の関係において展開されます。一方で、行動療法が、当事者の「主観的体験」を考慮しないことはよく知られています。

第四章でも書いたように、「学習」とは、自らの経験を通じて環境に適応する態度や行動を身につけていくことです。それは、子ども本来の発達と周囲の働きかけの相互作用が絡み合いながら進行していくものです。行動療法には、子どもの能動的な働きかけを教える側の要望に応じて調整してしまうのではないかという疑問があります。

④長期的な見守りという視点の欠如

第四の問題点は、今日の行動主義的アプローチに基づく行動療法には、訓練期間やフォローアップ（継続、結果の検討）期間が短いものが多いことです。そのため、訓練の限界が提示されたり、将来の見通しについて話し合われたりすることが少ないようです。

学童期を過ぎ、子どもが自立して生きていく時期を迎えると、いずれ訓練士との関係から卒業するときがやってきます。そのときに「訓練士がいないとできない」では困るのです。子どもの人生を長い目で見たときに、短期間の訓練プログラムが提案する「効果」がどこまでその責任を負えるのか、疑問が残ります。

障害を「理解」する手段としての訓練

では私が訓練にまったく意味がないと考えているのかというと、そうではありません。

私自身は、訓練は発達障害児の得手・不得手を理解する手立てとして、またすでに獲得した機能や能力を活かす手段として活用できると考えています。

よく知られたことですが、アスペルガー症候群の子どもの障害特性に「フレーム問題」があります。フレームは「枠」という意味です。

通常、人が思考をするときは、今しなければならない当面の課題に関連することだけを抽出して、それ以外をしばらく無視して当面の課題に向かうことができます。テストを例に挙げて説明しましょう。

ここに一枚の問題用紙があり、「問一」から「問五」まで問題が書かれてあるとします。健常者の場合は、一枚の紙にたくさんの問題が並んでいても、「まず問一を解くぞ」というように、今解こうとしている問題だけをピックアップして、他の問題を一時棚上げすることができます。

ところが、アスペルガー症候群の子どもは、たくさんある情報のなかから、今考慮すべき問題だけを選択して取り組むことが苦手です。そのため綾屋さんの話にもあったように、複数の情報がいっぺんに提示されると立ち往生してしまい、対処が難しくなるのです。

この場合は、発想を変えて、フレーム問題が起きないような状況を設定すれば問題は解決します。問題を個別に抜き出して、一つずつゆっくり解かせるのです。

他に、年少児の色紙やブロックを使った遊びでも、色紙やブロックの種類（選択肢）を減らすだけで、種類が多いときよりも楽しく遊べることがよくあります。

このように、訓練や療育の場では、子どもの障害の特性に気づかされることがしばしばです。発達障害の子どもは、時間はかかっても、丁寧に教えていけばうまくできることがたくさんあります。訓練は、子どもの障害や得手・不得手を理解する手立てとして、また、すでに獲得できている機能や能力を活かす手段として活用できるのではないでしょうか。

仮に親が訓練を行うのであれば、時間や内容の設定など、子どもが日常生活を十分に楽しみ、子どもの意思を尊重するように配慮することが重要です。子どもの発達には、親子の触れ合いの時間の他に、自分のしたいことを自分で選ぶということもまた大切なのです。

薬物治療は検証が必要

ここで治療薬の処方についても述べておきたいと思います。

今から二〇年ほど前、発達障害をもつ子どもが大きな社会問題となっていたアメリカでは、診断と同時に治療薬が処方されることが少なくありませんでした。今、日本でも同様の現象が起ころうとしています。

国立精神・神経医療研究センター病院小児神経科医長の中川栄二氏の調査によると、小学校入学前の子どもに精神安定剤や睡眠薬などの「向精神薬」を処方する専門医は三割、小学校二年生までの低学年を含めると、半数を超えることがわかりました。

これは、全国の小児神経専門医と日本児童青年精神科学会認定医一一五五人にアンケートを実施し、そのうち六一八人から得られた回答で明らかになったものです。

小学校入学前の子どもに向精神薬を処方する医師は一七五人（二八％）、これに小学校低学年を含めると三三九人（五五％）、高校生まで合わせると四五一人（七三％）にのぼりました。治療の内容は、興奮、睡眠障害、衝動性、多動性、自傷他害で、使用される向精神薬の種類は、衝動的な行動や興奮を抑えるリスペリドン（八八％）、注意力や集中力を高めるメチルフェニデート（六七％）などとなっています。

調査を行った中川氏は、「神経伝達物質やホルモンの分泌に直接作用する薬もあるのに、幼いころから飲み続けた場合の精神や身体の成長への影響が検証されていない。知識の乏しい医師が処方する例もある」（「幼児に向精神薬処方」日本経済新聞二〇一一年三月一〇日夕刊）と述べ、薬物治療のあり方に懸念を示しています。これには私も同感です。

先日、注意欠陥多動性障害のある成人男性と話をしたときのことです。

彼は、私に「薬を飲むと症状が和らぐのが実感でき、対人関係も落ち着くので安心する。周囲も楽なようだ」と話してくれました。ところが、「でも先生、僕は薬の服用を止めたいと思います」と言います。どうしてかと訊ねると、たしかに薬の効果は実感できるが、薬を飲んだから何でもできるというのはどうも「自分」じゃない気がする、というのです。

最近、外来で「薬を処方してほしい」とか「薬を処方してもらうように学校の先生から言われた」という親が増えてきたように思います。困っている方々の気持ちはよくわかります。しかし、医師による処方の増加といい、成人男性の話といい、発達障害児に対する薬の処方は、当事者だけでなく周囲も求めているのだということを感じさせます。

子どもと違って、自己の状況をある程度分析できる大人の発達障害者の発言は極めて重要です。誰のための治療か、そしてなぜ治療は必要か。少なくとも医師は、発達障害児の薬物療法についてもっと慎重に考えるべきではないでしょうか。

親と訓練

以上のことに加えて、「親の気持ち」の面から見た訓練を提供するほうの課題もお話ししたいと思います。

障害児医療に携わり、親の会の手伝いをさせていただいて感じたのは、誰も障害をもつ親の気持ちを理解することはできない、ということでした。

私が医者として駆け出しのころ、ある母親が「近ごろ子どもがパニックになることが多く、私の言うことを聞かなくなりました。問題行動が増えてきたように思うのです。でもそんなとき、決まって子どもが急に伸びたような気がする。だから私は子どもが私の言うことを聞かなくなるのを楽しみにしているんです」と語ってくれたことがありました。

障害のある子どもを産んだ母親が、楽観的に子どもの成長を喜んでいるということはなく、想像もつかないほどの苦渋を味わっている家族をいくつも見てきました。それだけに、子どもの問題行動が楽しみ、と言った母親のバイタリティには頭が下がる思いでいました。

こうした前向きな発言をする母親に出会うと、私たちのような専門職は「この親は障害の受容ができている」と感じます。

ところが、何年かのちに、長く携わっていた地域の保護者にアンケートをとったとき、その母親の回答用紙に書かれていたのは私への非難の言葉でした。

「小西先生の言葉は冷たかった。夫には告知をしたのに、私には何も教えてくれなかった」（当時、障害告知の多くは産後の母親の心身の状態に配慮して、まず父親に行われました）

そして二〇年以上の付き合いのあった他の母親の回答にも、診察室や親の会でかわされた会話からはうかがい知ることのできなかった複雑な心境が綴《つづ》られていました。

私は正直驚きました。そして、自分の考える「理解」が思いあがりであったことに気づきました。同時に、わが子の障害を喜んで受け入れる親など一人もいないこと、親は他の家庭と同じように子育てをし、日々の生活を営みながら、「治療」と「受容」のはざまで、不安、自己矛盾、葛藤《かっとう》を抱えつづけていることを知りました。そして、親の気持ちは同じ障害の子をもつ親にしか共有できないことを痛感したのでした。

障害のある子どもを支援する専門家は、障害をもつ子どもの親に「親なのだから努力して当たり前」とか「子どもの障害を受け入れて」という思い込みを無意識のうちにもっています。そのため、親の子どもへのかかわりを疑うような発言を不用意にしがちです。

しかし、診断名のついた子どもとしてだけでない「わが子」と日々接する親を訓練の当事者にすることは、障害児の親なのだから誰よりも努力や勉強が必要なのだという社会の思い込みや押しつけのように思えるのです。

診察室や保育・教育の場で保護者の方々と話をしていると、私が障害児医療に携わり始めたころに先輩の医師から繰り返し教わったある言葉を思い出します。

「親から学べ、子どもから学べ」

「自分が産んだ子だから」といって頑張りつづけ、反抗期などの発達の節目のたびに波を経験して疲れきっている親は大勢います。子どもの障害が治ると信じて「これがよい」といわれる治療法や訓練法を求めて回る親もいます。生きにくさを感じているのは他でもない発達障害をもつ子どもであり、その家族です。親を指導することなど誰にもできないということを、私たち専門家は肝に銘じるべきではないでしょうか。

専門家にできることは、ほんのわずかなことにすぎません。子どもの行動とその意味をわかりやすく親に伝える。今後に起こり得る子どもの変化を予測して伝える。あるいは、家族の苦悩や葛藤に耳を傾け、ときには希望を共有しながら、ともに子どもの成長に寄り添う。それしかないと思うのです。

発達相談は子どもの身近な環境で

ここからは、園・学校など身近な環境のなかで、発達障害のある子どもの育ちを支援する取り組みを書いていきます。

一〇年ほど前から二〇〇九年まである小さな市の療育園で発達障害の子どもたちを診療し、四〜五年ほど前から週に二度ほど、同市の保育所、小・中学校の巡回相談にかかわらせていただいた、そこでの体験をお話ししたいと思います。

一般に、発達相談は、発達障害児の情報を統括する連絡協議会や支援センター、専門の療育施設などで行われていると思います。しかし、今私たちが行っている発達相談は、発達障害のある子どもや保護者に専門機関に来てもらうのではなく、専門家たちが保育所、小学校、中学校を訪問する形で行っています。発達障害の専門家が、子どもの日々の様子を一番よく知る保育士や教師の方々と一緒になって子どもの成長を見ていくのです。

巡回グループのメンバーは、小児科の医師、保健師、心理士、作業療法士、言語聴覚士、音楽療法士、教育委員会の教育指導主事などで構成されます。重要なのは、「障害があっても安心して暮らせる町」を地域に暮らす人自身が作ることです。そこで巡回グループでは、他府県から著名な専門家を招致するのではなく、これまで地域で活動を行ってきた人たちが発達障害の子どもの成長を見守ることにしました。

つなぎ問題は現場で考えよう

この活動が生まれた背景には、発達障害をもつ子どもとその家族、教育関係者が抱える課題があります。その一つが、いわゆる「つなぎ問題」です。

前の教育機関での子どもの情報（障害の状態など）が重要であることは間違いないのですが、たとえば保育所と小学校では、厚生労働省と文部科学省というように所轄官庁が異なり、教育機関同士の情報のやりとりがうまくいかないことがあります。前の教育機関を卒業して次の教育機関に移るときに、子どもの情報がうまく伝わらないのです。

そこで連絡協議会などの組織を作って相談会などを開催するものの、受け入れ側の教育機関がほしい情報だけを集めるとか、送り出す側の教育機関に子どもの情報がフィードバックされないなどの課題が残されます。

そこで巡回グループでは、子どもを中心にして、保育所から中学校まで各教育機関を一貫してつなぐパイプ役になることで、つなぎ問題が解消できるのではないかと考えました。

医師や保健師、各種療法士は、幼いころから診察や療育をつうじて保護者と一緒に子どもの成長を見ているので、子ども一人ひとりの障害特性や性格をよく知っています。そうした人々が家庭や保育所での子どもの様子を小学校に伝えると、小学校の先生方はその情報を子どもとの接し方やクラス運営に活かすことができます。

逆に、小・中学校での子どもの様子を前の保育所の先生方に伝えると、保育士さんたちはかつての教え子の予後がわかるとともに、保育所に通う他の発達障害児の支援にもその知識が活かせるというわけです。

保育所では問題がなくても、小学校に上がると自分の思っていることがうまく伝えられずに他の子どもとトラブルを起こしたり、小学校では決まった時間やカリキュラムにうまく対応できていたのに、中学生ごろからコミュニケーションの問題で学力が低下したりというように、集団が変わると子どもの抱える課題も変化します。

よくある例では、保育所で落ち着いてすごしていた発達障害の子どもが、小学校に入学した途端乱暴になり、パニックを起こすことがあります。「新しい環境への不適応」といわれますが、実は「心機一転がんばりたい、みんなとうまくやりたい」というピカピカの一年生としての自覚からハリキリすぎてうまくいかず、周りの子どもたちとトラブルを起こすことが多いのです。

それを不適応行動、問題行動と見るのは簡単ですが、発達障害のある子どもが幅広い価値観のなかで育ち、本人に合った支援を受けられるようにするためには、在籍する教育機関に限定されない理解と情報交換が必要です。

そして、専門家による見守り、という点にかぎって述べるなら、私は医師に加えて保健師が「かかりつけ医」のような存在として、発達障害児の成長に長く寄り添える存在になれるのではないかと考えています。

将来の見通しは「今」の積み重ねから

このように、長期的な視点で子どもの成長を見守るのと同時に、短期的にその都度適切な対応を行うことも重要です。なぜなら、発達障害の子どもとその家族は、常に周囲の人々との信頼関係を作りつづけなければならないからです。

たとえば、小学校の高学年ごろから顕在化する問題に、発達障害児の障害を他の子どもにどう伝えるかという問題があります。

小学生の芳樹君（仮名）は、高学年に入ってから他の子どもとのトラブルが連日つづくようになりました。保護者、担任、主治医の私は何度も話し合いを重ね、最終的には担任の先生から他の子どもたちに芳樹君の障害について説明をするという結論に達しました。

担任の先生は、どのような場合に芳樹君が混乱するのか、得意・不得意は何か、「やりたくない」のではなく「できない」ことがあることをクラスの子どもたちが理解できるように丁寧に伝えました。今後も芳樹君自身の障害の自己認知とあわせて、一つずつ起こる課題に対応する場面が繰り返されていくと思います。

私たちが発達相談を行っているB市でも、クラスメイトの接し方によって発達障害をもつ子どもが落ち着いて生活を送れるようになることもあれば、逆に療育センターでの療育によって症状が多少安定しても、保育所や学校などでいたずらやいじめに遭い、簡単に悪化することもあります。また発達障害の子どもと周囲の子どもとのやりとりのなかで事故や事件が起こることもあり、その対応に苦慮する場面にも幾度となく直面しました。

残念ながら、クラスで起こる問題の責任を発達障害児に押しつけるクラスメイトもいましたし、転校を求める他の子どもの保護者による心ない声も少なからず聞きました。ですから緊急時の対応だけでなく、他の子どもや保護者と話し合いをつづけることは大切です。

こうした見守りのプロセスは、スキップすることなく、子どもの状況を一つひとつ確認しながら、最終的には本人と親が進路を決めていくことが重要です。将来の見通しは、その時々に直面する問題と一つずつ向き合い、それを一つひとつ積み重ねていくことでしか生まれてこないと思います。

孤立する家族の問題

今日、地縁や血縁をはじめとする地域の互恵関係が希薄化した、といわれます。かつての地域社会は、日常的なしがらみや力関係から、対人関係に苦慮する場面が多く見られましたが、他方で「向こう三軒両隣」というように、住民同士の濃密な人間関係が、子育て家族を孤立させないような機能を果たしてくれていたように思います。

B市の巡回グループによる発達相談が生まれた背景には、かつてのように一つの専門領域だけでは対処しきれない生活上の課題を抱える家族の問題もありました。

B市は、大都市に隣接する人口一五万人程度の小さな町です。大都市に近く、先祖代々その土地に住む住民の他に、地方からの転勤族の出入りが激しいという特徴があります。

そのため、頼れる友人も、親戚もいない土地に突然来ました、という家族も少なくありません。転居前に子どもを診てくれていた医師や児童相談員と別れ、相談相手もないまま母親一人が発達障害のある子どもを育てるのには大変な苦労を伴います。

B市の保健所からの相談で出会ったみゆきさん（仮名）もその一人でした。

発達障害のある子どもをもつみゆきさんは、普段誰とも会わず、孤独感からか一日中インターネットを見て過ごしていました。美香ちゃん（仮名）も、保育所での生活になかなか馴染めずにいました。みゆきさんがインターネットを見ている時間は、五時間から多いときには六時間に及ぶこともあります。

私が彼女に長時間インターネットを見るのを控えてはどうかと伝えると、彼女は私の顔を見つめてポツンと言いました。

「だって先生、他にすることがないんです。相談できる人も身近にいません」

みゆきさんはとても教育熱心な母親です。でもその熱心さのあまり、「ダメ、それは違う」と美香ちゃんの行動を逐一否定し、ときには厳しいしつけも行いました。二人だけの関係は美香ちゃんの負担となり、みゆきさん自身もあせりと孤独感を募らせていました。

このとき、みゆきさんの大きな力になったのが美香ちゃんの通う保育所の先生でした。その保育士さんは巡回グループが開いている夜の勉強会に参加し、何よりもまず美香ちゃんの障害の理解に努めました。その一方で、母親のみゆきさんの話に耳を傾けつづけました。

もう一つ、彼女の支えになったのは、他の発達障害の子どもをもつ母親との出会いです。みゆきさんは、どんな小さなことでも相談に乗ってくれる人たちと出会い、一人で問題を抱えようとするのではなく、周りに相談することの重要さに気づいたといいます。そして、「子どもは、親だけじゃなくて、先生や地域の人たちからいろんなことを教わっているのですね。そのことがわかって良かったです」と語ってくれました。

障害があっても安心して暮らせる町

最近では一貫した支援をと、就学前から卒業後までの支援の必要性が提案され、発達障害児（者）の就労にも目が向けられるようになりました。現在、全国の至るところで作業所を作る運動が行われており、三〇年前には考えられないほど多くの作業所ができています。しかし、その運営については厳しい施設が多く、周囲の理解も十分とはいえない状況です。

また、特別支援学校の努力などもあって、卒業生の就職も充実してきてはいますが、それでも卒業後に行くところがなく在宅のままの子どももいます。数年までの就労は可能でも、離職したり、解雇されたりした後の再就職は極めて難しいのが現状です。

一方で、卒業後に仲間たちが集まって自分たちの手で作業所を設立する人も出始めています。また、同じ発達障害の子どもをもつ家族同士の集まりもできつつあり、今後はこうした輪が拡がるのではないかと期待しています。

最近では、自分の子どもにあった将来を求める保護者が増えてきているようです。そのこともあってか、子どもが小学校の高学年になったころから親の会を作り、子どもの将来を話し合う場面も増えてきました。行政が就職相談に応じたり、社会福祉法人やNPO法人が運営する作業所が子どもの状況や適性に合わせた支援を行うところもあります。

B市の活動は、現時点ではまだまだ教育機関の内側に限定されています。しかし今後、親の会をはじめ、地域のボランティアの方々との出会いが生まれるかもしれません。

「障害があっても、顔馴染みの人たちとのつながりのなかで安心して暮らしていける町」

その実現には、治療や訓練以上に、保育や教育の場をはじめ、地域で暮らす人たちが発達障害児を理解し、その成長を長く温かく見守りつづけることが大切だと思います。

第六章　子どもは〈子どもの世界〉で育つ

——「ひとり」を見る、「みんな」を見る

問題行動は悪いもの？

最後の章では、発達障害をもつ子どもの問題行動について考えることから始めましょう。

親をはじめ、周囲の人々がもっとも懸念し、頭を悩ませることの一つに発達障害児の「問題行動」があります。

発達障害児の問題行動が指摘されるのは、眼前の対応に追われることに加えて、情緒や行動上の不適切な問題が周囲との軋轢《あつれき》を生み、生きづらさとともに自尊感情を低下させ、二次障害に至るのではないか、という不安に襲われるからだと思います。

二次障害とは、「患者が抱える障害を周囲が理解しきれていないために、もっている障害とは別の二次的な情緒や行動の問題が出てしまうもの」をいいます。

ところで、大人が思い描く「理想的な子どもの発達」とはどのようなものでしょうか。

おそらくそれは「右肩上がり」のもの、多少の意見の対立や反抗があっても、樹木のように上へ上へと伸び、次から次へと新しい能力を身につけ、与えられた課題をどんどんクリアしていくイメージではないでしょうか。

そうすると、悪い行動は「理想的な子どもの発達」にはそぐわないものですし、悪い行動がつづくことは好ましくないことだと感じられます。

そもそも大人は、子どもの行動を「良い」ものと「悪い」ものとに分けて判断しがちです。大人が見て「良い」と感じる行動には称賛を与え、「悪い」と感じる行動には叱責を与えて改めさせます。そして誰しも、できれば「良い」行動をしてほしいと望みます。

ところが、大人にとっての子どもの行動の意味は、子どもにとっての行動の意味と少し異なる場合があります。そもそも問題行動というのは、子どもにこうあってほしいとか、こうあるべきだという大人の側の考えと、実際の子どもの考えにズレが生じたときに起こるものです。ですから、大人が自分と子どもの認識の「ズレ」に気づくこと、つまり子どもの行動をどう解釈するかがこの問題を考える重要な鍵となります。

私のことも見てほしい

大人から見た子どもの問題行動は、大きく分けて二つあります。

一つ目は、発達の過程でしばしば目にする「反抗的態度」。子どもの自立心を抑えようとする大人に対する反発を伴う意思表示です。また、自分の気持ちや考えがうまく伝えられず、理解されないことへの不満からときとして攻撃的になります。発達障害の子どもが、「同年齢の子どもとの遊びでは勝てないために意欲的になれず、カッとなってつい先生や友だちに手が出てしまう」のもそうした理由によります。

もう一つは、「相手の気をひく言葉や行動」です。主に大人の注目をこちらに向けたいときや駆け引きの手段として使われます。例を挙げましょう。

養護学校に勤める陽子先生（仮名）は、最近、ある肢体不自由の女の子の行動で悩んでいると私に相談をもちかけてきました。

「先日、保育室で窓ガラスの割れる音がしたので慌てて行ってみると、春奈ちゃん（仮名）が割れたガラスの破片のそばでニコニコ笑ってたんです。あまりにも危険だったので思わず大声で叱りました。春奈ちゃんはどうかしてしまったのでしょうか」

陽子先生は「頭で窓ガラスを割るなどという危険な行為をしておいて、ニコニコ笑っているなんて一体どういうことか」と困惑し、悩んでいました。

しかし、春奈ちゃんが陽子先生を見て笑っていたのにはわけがありました。

それは、「自分の行為が保育士の注意をひくという意味をもっていた」ということです。陽子先生が他の園児の失敗やいたずらに対して注意しているのを見た春奈ちゃんは、「先生がびっくりするようなことをすれば自分にも注意を向けてくれる」と考えました。そこで彼女が思いついた方法は、身体の中で比較的自由のきく頭をゴンゴンと窓ガラスにぶつけることでした。

窓ガラスが割れると、案の定、陽子先生は保育室に駆け込んできました。そして自分を見るなり「笑いごとじゃないでしょ。ケガはしてないの？　二度とこんな危ないことしちゃダメ！」と問い詰め、叱ったのです。

春美ちゃんの顔からは思わず笑みがこぼれました。

自分の思惑が見事に当たり、自分のとった行動に先生が反応してくれたことが嬉しかったからです。彼女の気持ちを代弁すれば、「私だって注目してほしい」ということかもしれません。それは言葉を口に出せないもどかしさゆえのことです。それがわかれば、「そんなにまでして伝えたかったのか」という気持ちになれるのではないでしょうか。

良いことも悪いことも、すべて「発達」

ここで私は子どもの行動をすべて容認しようとお話ししているのではありません。当然、大人がすべきことはあります。

「我慢してもやらなければならないことはやらせるようにする」

「ルールや順番を守ることの大切さを教える」

「良いことと悪いことの区別をきちんと教える」

「自分でやろうとすることは時間がかかっても自分でさせる」

「お手伝いの大切さを教える」

「友だちの気持ちを理解することを教える」

そして「大人が中途半端に主張を引っ込めない」ことも大切です。

ただし、子どもの行動の一つひとつには、それに至らせる「意図」や「思い」があることも忘れてはいけないのだと思います。大人にとって都合の良いことだけでなく、嘘、喧嘩、駆け引き、意地悪、隠蔽《いんぺい》、ごまかし、おべんちゃらなどの悪いことも、全部ひっくるめて発達障害の子どもの発達として引き受けてあげてほしいのです。

なぜならどんな行動も、彼らにとっては「その場に在ろうとする適応の一つの形」だからです。

なぜ自尊感情は傷つくのか

私が発達障害のある子どもの行為とその意図（動機）の理解にこだわるのにはわけがあります。次にそれをお話ししましょう。

最近、「発達障害の子どもは叱責されることが多いために自尊感情が低下しやすく、二次障害を起こしやすい。だからほめて育てることが大切」という主張をされる方が増えてきたように思います。でも、この話にはもう少し丁寧な議論が必要だと思うのです。

というのも、人の自尊感情が傷つくのは叱責それ自体のせいではないからです。

ほめられたから自信がつき、叱られたから自尊感情が傷つく――発達障害の子どもはそれほど単純でも、弱い存在でもありません。そうではなく、彼らは「自分の行動の理由やその背後にある思いが理解されないまま叱責されつづけること」に傷ついているのです。

失敗をして、叱られても、それが納得のいくことなら自尊感情まで傷つくことはないかもしれません。でも「見る・聞く・感じる世界」がみんなと違っていて、望んで失敗したわけでもないのに、行動の一つひとつを非難され、叱責され、無視されれば、「自分であること」は永遠に認められないのだとあきらめ、自信を失っていくかもしれません。

というのも、発達相談で中学を訪れると、それを実感する出来事に出合うことが多いからです。

最近、入学当時は周囲の人たちとの意思疎通がうまくいかずに問題ばかり起こしていた子どもが、中学二年生ごろから周囲との軋轢が減って授業を静かに聞くようになる、という話をしばしば耳にするようになりました。

入学時は「問題児だった」のが、二年生になると「学校生活に馴染んできた、問題行動が減って落ち着いてきた」というのです。ところが、詳しく話を聞いてみると学力が大きく低下しています。そうです、子どもたちは「問題児」ではなく「低学力児」としてクラスで沈み込んでいたのです。

発達障害をもつ子どもは「社会性に欠ける」といわれます。しかしそれは発達障害児の姿を一面で捉えたものに過ぎません。授業の内容が理解できなくても、静かにしていれば周囲との軋轢が起きないからと、彼らはじっと授業を聞いているのです。

発達障害の子どもは、社会性に欠けるのではなく、また「決して何も考えていないのではなく、むしろ私たちよりも多くのことを考えているかもしれない」（橘高敏也氏、「ハマトリアム・カフェ通信」より）と思います。問題は、障害に対する無理解が積み重なり、子どもたちが暴力的になって、他者とのつながりが断たれてしまうことにあるのではないでしょうか。「ほめて自尊心を育てよう」と言えば聞こえはよいのですが、問題はそれほど単純ではありません。だからこそ私は発達障害児の「理解」にこだわるのです。

当たり前の育児観を忘れてしまった大人たち

療育センターの診療室を飛び出して、地域の発達相談のお手伝いをしていることは第五章で述べたとおりです。

そんな発達障害をもつ子どもとのかかわりのなかで気がついたのは、ここまでで再三再四述べてきた、

・発達障害の子どもは自分で考え、行動する力をもっている
・それも、周囲の人たちとの関係のなかで自ら変化し、成長している

ということでした。

大人は、将来の自立に向けた個別支援をまっとうしようとするなかで、「子どもは大人との関係だけでなく、周囲の子どもたちとの互恵関係のなかで育つ」という当たり前の育児観を忘れてしまっているようです。そのため「発達障害のある子どもが学ぶ、変わる」というと、「学ばせるため、変わらせるためには不断の努力が必要」と早合点する方がいます。でも、それは本当でしょうか。実は大人がそれほど努力をしなくても、子どもたちは自分で学ぶし、変わっていくのだと思います。なぜなら、子どもはみんな成長、発達していきますし、その力をもっているからです。

発達障害の子どもを見るときに大切なのは、運動や対人関係、生活習慣などの〈個々〉の成長を見ながら、その子の発達の〈全体〉を一連の流れのなかで見ることです。今でき

るかできないか、これからできるかできないかだけでなく、過去と比べてどれだけ進歩したかを評価するのです。発達障害の子どもの成長を実感できる瞬間は、「現在」や「未来」だけでなく「過去」にもあるからです。

実はそうした目で子どもの発達を見ることが、発達障害の子どもが育つうえで一番重要ではないかと思います。また、そうでなければ子育ては辛くなるだろうと思います。

発達障害の子どもは周囲の人たちをどう見ているか？

ここからは、子どもの発達の力を信じることの大切さをお話ししながら、大人の役割について述べていきましょう。

保育所や幼稚園、小学校で目にする子どもの印象は、診察室や訓練室で接する子どもの姿と少し違います。その違いは「発達障害の子ども」と「集団」との関係にあるようです。

自閉症の子どもは他人に興味を示さないといわれますが、そうではありません。保育室のなかで目をキョロキョロと動かし、何かを探す様子をしています。集団のなかでどう振る舞うかを探っているようです。自閉症の子どもをもつ母親の話です。

うちの子どもはものすごくよく周囲のことを見ているんですよ。周囲の友だちとコンタクトをとることはありませんが、常に状況判断をしています。「視線が合わない」のも、障害の重い子ほど目の動きが早く、周囲の人たちが目線が合わないと感じてしまうからだと思います。

この話を聞いていて、私ははっとしました。発達障害に関する私たちの視点は、常に「発達障害の子どもをどう見るか」にあります。主体はあくまでもこちら側にあり、子どもは常に見られる存在です。小児科医として、研究者としての私も例外ではないでしょう。では発達障害の子どもは周囲の人たちをどう見ているのでしょうか。

口数の少ない人はいいけれど

発達障害の子どもは、相手によって対応を変え、自分の振る舞いを変化させています。たとえば「口数があまり多くない人」とは関係がうまくいくようです。

小学校一年生の自閉症児ヨシユキ君（仮名）には、三歳上の姉の琴音ちゃん（仮名）がいます。二人が一緒に食事をするとき、琴音ちゃんがヨシユキ君に「お箸《はし》を持っておいで」と言うと、ヨシユキ君は黙って箸を持ってきます。琴音ちゃんに、ヨシユキ君の話の内容はどのくらい理解できるのかと聞くと「八〇％」と答えます。

一方、ヨシユキ君の担任の先生に、琴音ちゃんと同じ質問をしてみると「二〇％くらいですね。ヨシユキ君は私の言葉がまったくわからず困ります」という返事が返ってきました。先生がヨシユキ君と接する様子を見ていると、いつも饒舌《じょうぜつ》で、同じ言葉を繰り返しています。この間も、お絵描きを始めるのに一苦労でした。

「クレヨン持ってきて。あ、そこじゃないよ。ヨシユキ君のお道具棚はもっと左でしょ。そう、左。違う、違うじゃない」

先生が何度も言うと、ヨシユキ君はようやく画用紙やクレヨンを取りに行きます。先生はヨシユキ君が絵を描き上げるのを待ちきれなくなってしまって、途中で肩代わりして描いてしまいました。

一方の琴音ちゃんは「クレヨン」の一言で終わりです。ヨシユキ君との長い付き合いのなかで自然に会得したのでしょう。重要なことは短く、ゆっくり、静かに伝えます。

同じようなことを教えてくれたのが、七〇歳近い保育士の「おばあちゃん先生」の存在でした。おばあちゃん先生は、年齢もあって、口数が少なく、動きがゆったりしています。子どもの行動を先回りして制止することもありません。

おばあちゃん先生の動きがゆっくりだと、注意欠陥多動性障害の太陽君（仮名）も落ち着いて過ごします。彼女も「太陽ちゃんのことは八割くらいはわかるかな」と、彼の行動パターンをほとんど理解していました。

私たちは「コミュニケーションは言葉でするもの」と思っています。また、会話が苦手な発達障害の子どもに話の内容を理解させるにはいろいろな言葉を使ってたくさん伝える必要があると思いがちです。そのため「待つ」ことができません。

でも、注意欠陥多動性障害の子どもをよく観察していると、「今はここ、次はそこ、その次はあそこ」というように、多くのパターンをもたず、むしろ単調です。行動パターンが理解できれば、そんなに多くを語らなくても慌てず落ち着いて待つことができると思います。そして、発達障害の子どもは案外相手を選んで自分の振る舞いを変化させていることに気づくのではないでしょうか。

特別扱いしないカズ君

もう一つの例は、特別扱いせず、集団のなかの一人として接してくれる人です。

ある保育所で、自閉症の光太郎君（仮名）とうまく付き合っているのが、いたずらっ子のカズ君（仮名）です。

保育所でも有名ないたずら好きのカズ君は、照れ屋ですが他の子どもにちょっかいをかけるのが大好きです。日に一度は光太郎君の頭を後ろからパチンと叩いて逃げます。光太郎君に命令して何かを取りに行かせたり、光太郎君の「おうむ返し」を真似したりすることもあります。

カズ君の逃げ方は手慣れたもので、当たり前のように光太郎君にちょっかいをかけてはサッとどこかへ行ってしまいます。光太郎君はカズ君には嚙《か》みついたり大声を発したりはしません。チラッと見ますが、それだけです。彼が首尾よく逃げるのを知っているからです。

あるときカズ君が、光太郎君の手を握って離さないといういたずらをしました。はじめのうちは、光太郎君はカズ君の顔をチラチラと見るだけでしたが、何度も繰り返されるうちにカズ君を見る時間が長くなり始めました。「何だ？」という表情から、次第に「しつこいな」というように怪訝《けげん》そうな表情に変化していきました。そのうち光太郎君のほうからカズ君の手を握ってくるようになりました。

自閉症の子どもは独特の世界をもち、他者を寄せつけないといわれます。しかし、カズ君はいつの間にか光太郎君の世界に入り込み、光太郎君は少しずつカズ君の存在を認識し始めたようです。そして「あれ？　いつもと違う」と感じたとき、彼の世界が一つ拡がることがあります。

二人のやりとりを見ていて感じるのは、どうも子どもの見方と大人の見方は違うのではないか、ということです。大人は「自閉症の○○君」というように診断名からその子どもを見てしまいがちです。でも、子ども同士の関係はそれだけではないようです。

さして気にかけるふうでもなく、かといって集団から完全に排除するのでもない、個々人がそれぞれの過ごし方で同じ空間にいる。たまに喧嘩をしても、しばらくするとまた一緒に遊んでいる。それが子どもの日常です。なかには「先生の目を意識した世話焼きさん」もいて、互いが頼り合っているようでもあります。

長く一緒にいる子どもにとって、発達障害をもつ子どもの障害は、その子の「一部」であって「すべて」ではないようです。彼らにとって「光太郎君は、光太郎君」なのです。

こうした子どもたちの様子を観察していて、私たちはもっと、「子どもは『子ども集団』のなかで育つ」という当たり前の育児観に立ちかえるべきかもしれない、ということを強く感じたのです。

〈子どもの世界〉が発達障害の子どもを成長させる

第一章で述べたように、近年、大人は子どもの成長発達を拙速にまた画一的に捉え、「個別化」支援のもとに「子ども集団」に過度に介入してきたように思います。一方で、気になる子どもや発達障害児の「集団活動での馴染みにくさ」が問題になると、こぞって「早期発見・早期支援」を展開してきました。

しかし、子どもは大人から社会的な規範を学ぶだけでなく、自身の経験を通して社会性を学んでいきます。親の庇護《ひご》のもとから、多少の時間はかかっても、子どもは自分の力で他の子どもとの信頼関係を築いていくでしょう。

軽度の知的障害で、注意欠陥多動性障害をもつ亮太君（仮名）もそうした経験をした一人です。

一年生の三学期の終わりに、各々が「今年一年頑張ったと思うお友だち」を選んだときのことです。事前にいくつかのグループに分かれて、それぞれ「頑張ったこと」を発表し、友だちの努力を確認し合う場が設けられました。その後、「クラスで一番頑張ったと思う友だち」を一人ずつ選び、メダルを進呈しました。そのとき亮太君はクラスメイトから五つのメダルをもらうことができました。担任の先生の話を紹介します。

子どもというのは、本当によく見ているものだと思います。亮太君は算数が苦手で計算ができなかったり、字が読めなかったりすることを誰もが知っています。

入学した当時は授業中に騒いで、走り回っていたので、他の子どもともよくトラブルを起こしていました。でも、学校生活に慣れてくると、亮太君はゆっくりではあるけれども努力して計算や字が理解できるようになりました。

それには一緒に勉強したり、わからないところを教えたりする子どもの存在が大きかったと思います。亮太君の努力をちゃんと見ている子がいたのですね。

逆に、周囲の子どもたちも、亮太君からいろいろと学び、一緒に成長しています。

それぞれの子どものもつ目と対応力に、私が教えられた気がします。


このクラスの授業を何度か見学させていただきましたが、全体として落ち着いている印象を受けました。亮太君の母親も、「他のお子さんと一緒にいるとき、亮太は家では見せないような表情をすることがあります」と驚いていました。

時折、加配（通常より教員を多く配置すること）の先生方のなかに、発達障害をもつ子どもの多動や衝動的な運動を抑え、その子に先生からの指示が伝わりやすいように安全指導や個別指導に専念する方がいます。

でも、広汎性発達障害のエリカちゃん（仮名）の担当になった加配の保育士さんは、エリカちゃんの担当に決まったとき、安全指導や個別指導だけでなく、「どのようにすればエリカちゃんが仲間と一緒に遊べるか」を考えたそうです。そして、できるだけエリカちゃんを特別扱いせず、仲間のなかで遊べるように意識して行動したといいます。

その保育士さんはこんなふうに語ってくれました。

「私たちはあくまで自転車の補助輪のようなものだと思います。彼ら自身が自分の力を活かせるような経験をたくさん積むこと。それが大事なんだと思う」

子どもには〈子どもの世界〉があります。子どもたちは子どもたちなりに、考え、ルールを決め、互いを観察し、模倣し、グループを作り、距離を置き、世話を焼き、喧嘩をし、ときには遊び相手を変えながら成長しています。そうして、思いやり―思いやられる関係のなかで、ともに育っていくのだと思います。

「ひとり」と「みんな」をどう見るか

人が一人で生きていけないことは誰もが知っています。一人ではできないことも、仲間と一緒に協力して取り組むことでできることもみんなが知っています。だから集団活動においては相手を思いやり、ルールを守ることが大切になります。

発達障害の子どもは、集団活動で必要な「場の空気を読むこと」ができないといわれ、それが問題になっています。「空気が読めない」という言葉は、自分の行為を振り返り、評価するためのものでありながら、他人に求める言葉としても使われます。そして今日、大人は子どもに協調性や人間関係の円滑さを強く求める傾向にあります。

集団の状況や人の心情を読むという行為は、高度な能力を必要としますが、対人関係においてはできるほうが便利だと思います。

ただそれは、集団を維持するうえでの良さである半面、人はそれぞれ違った価値観をもつものであるという立場に立っていないようです。

集団の形成に欠かせない共通認識を各人がもつ努力はおそらく必要です。でも、もっと重要なのは、最終的には共通認識に至れない人とも共存していく努力をすることであり、そのための場所を空けておく＝場所が空いていることではないかと私は思います。

そしてはからずも、〈子どもの世界〉では、遊びを通したゆるやかな集団形成のなかで、そうした関係が成り立っているのではないでしょうか。遊びのなかで喧嘩が起きても、自分たちで話し合いながら解決の道を探り、個人としても集団としても、鍛え上げられていくのです。

大人の役割は、発達障害の子どものニーズを把握し、特別な環境を提供し、指導や助言をすることだけではないはずです。彼らの発達をどう支え、保育所、小・中学校、そして地域のなかで発達障害の子どもを含めた「子ども集団」をどう見守るかを考えることではないでしょうか。

〈ひとり〉を見ながら〈みんな〉を見る、〈みんな〉を見ながら〈ひとり〉の成長をきちんと評価する、そして〈ひとり〉と〈みんな〉の関係を根気強く見守っていく。

大人が思っているほど発達障害の子どもは脆弱《ぜいじゃく》な存在ではないと私は思います。「子どもを管理するだけの存在」ではなく、「よき理解者として、子どもの発達、〈子どもの世界〉を見守る存在」でありたいと願うのです。

あとがき

最近の親たちを見ていて感じるのは、一言でいって「大変そうだ」ということです。「失敗できないプレッシャー」に自分を見失っているように見えます。

昔は医療技術の低さや出産・生育環境の問題で、命を落とす赤ちゃんや子どもが大勢いました。しかし今は医療技術の発展で生き死ににつながるような問題はほぼ解決されています。そして少子化によって子どもの数が劇的に減り、子どもに向けられる目は、「元気に育ってくれれば」から「どう生きるか」に移ってきたのかもしれません。

子育てに関する情報も氾濫していて、何が正しくて何が正しくないのか、わからなくなっています。親はわりと簡単に情報に乗り、情報に動かされています。自分の目で「子どもを見ましょう」というと、「他の子と比べて言葉が遅い」「同じ歳の子はもうこんなことができるのに」と、欠点を探すことに夢中です。でも大切なのは、欠点を探すことではなく「見る＝見守る」こと、「昔のお母ちゃん」がしてくれたような「普通の子育て」ではないでしょうか。

発達障害が社会的に広く認知される以前の日本では、集団活動ができない子ども、パニックを起こす子ども、多動の子どもは、「あまのじゃく」「つむじ曲がり」「かんしゃくもち」「おっちょこちょい」「粗忽者《そこつもの》」と呼ばれ、人とちょっと違う一風変わった感じも、その子らしさの一つとして暗黙のうちに受け入れられていました。少なくとも、今日のように子どもの様子や性格を簡単に障害や疾患と結びつけない、慎重さや寛容さがありました。

また、今ではあまり見かけなくなりましたが、かつての日本の子どもは、「花いちもんめ」「だるまさんがころんだ」「かくれんぼ」「かごめかごめ」などの「わらべ遊び」をつうじて、自然に運動能力や知覚能力を磨いていました。さらに、目配せや合図によって気配りや駆け引きを学び、文字や言葉を使わなくても、お互いの心と心で通じ合う感情表現を無意識のうちに学んでいったものです。

こうした以心伝心の精神は、島国である日本が、狭い領土で隣人と顔をつきあわせながら平穏に暮らしていくために編み出された知恵であり、戦略でもありました。容易に逃げ出せない環境のなかで、多少のことには目をつむり、受け入れる。言葉にならない「感覚」を大事にしながら人は人とつながってきたのです。

ところが、欧米式の「自己主張」を軸とした競争原理が子育てや教育の現場に持ちこまれると、物事を意識（言語）化し、「白黒はっきりさせること」が子どもを見る基準に置き換わりました。しかし、以心伝心によって覆い隠されていたものが明るく照らされたとき、見えてきたものは子どもの「欠点」ではなかったでしょうか。

自己主張の苦手な子どもは、社会性のなさが疑われるようになり、大人にとって都合の悪い、足並みのそろわない子どもは、もはや「おっちょこちょいだけど、いいところもあるよね」ではすまされず、選別され、治療や訓練の対象になったのです。

今、保育や教育の現場では、発達障害の専門知識が必要といわれます。専門知識がなければクラス運営はできない、と考える方さえいます。でも、保育や教育の現場で子どもたちを観察して気づいたのは、「普通」に指導する保育士や先生たちがいれば、発達障害児もクラスのなかでそれなりにやっていけるのではないかということでした。

今、私たちが見直すべきは、「発達障害児教育」ではなく、「子育て・教育は本来どうあるべきか？」という子育て観・教育観そのものではないでしょうか。そしてその答えは、他でもない、私たち自身のなかに見つけることができると私は思っています。

本書で投げかけた発達障害をめぐる議論が、日本の子育て・教育を見直す端緒となることを願ってやみません。

最後に、執筆にあたり、完成まで辛抱強く待ってくださった集英社新書編集部の椛島良介さん、金井田亜希さん、数年にわたりサポートいただいたインタジアの狩俣昌子さん、赤ちゃん学研究センターの小野恭子さんにこの場を借りて感謝いたします。そして、長年ともに障害児医療に携わってきたかけがえのない仲間である妻に続けて感謝します。

二〇一一年一〇月

小西行郎

参考文献・引用文献一覧

日本発達障害福祉連盟編『いま、発達障害が増えているのか』二〇〇九年
日本発達障害福祉連盟編『発達障害は、これからも増え続けていくのか？』二〇一一年
日本発達障害福祉連盟編『発達障害白書２００９年版』日本文化科学社、二〇〇八年
日本発達障害福祉連盟編『発達障害白書２０１０年版』日本文化科学社、二〇〇九年
内閣府編『障害者白書（平成21年版）』日経印刷、二〇〇九年
浅田稔『ロボットという思想』ＮＨＫ出版、二〇一〇年
綾屋紗月・熊谷晋一郎『発達障害当事者研究―ゆっくりていねいにつながりたい』医学書院、二〇〇八年
石崎朝世・洲鎌倫子「小児科臨床の立場から」、前掲『いま、発達障害が増えているのか』
上野一彦監修『ＬＤ（学習障害）のすべてがわかる本』講談社、二〇〇七年
上野一彦『はじめに読むＬＤ（学習障害）の本』ナツメ社、二〇〇九年
加藤美朗「ＡＤＨＤの心理社会的介入」、東條吉邦・大六一志・丹野義彦編『発達障害の臨床心理学』東京大学出版会、二〇一〇年
楠本伸枝「ＡＤＨＤのわが子と歩む」、楠本伸枝・岩坂英巳・西田清『親と医師、教師が語る　ＡＤＨＤの子育て・医療・教育』クリエイツかもがわ、二〇〇二年
國吉康夫・寒川新司・塚原祐樹・鈴木真介・森裕紀「人間的身体性に基づく知能の発生原理解明への構成論的アプローチ」、『日本ロボット学会誌』第28号巻４号、二〇一〇年五月

久保田競「脳はどこから、どこへ」、小泉英明編著『育つ・学ぶ・癒す　脳図鑑21』工作舎、二〇〇一年
黒澤礼子『発達障害に気づいて・育てる完全ガイド』講談社、二〇〇七年
黒田洋一郎「環境ホルモンと胎児・乳児の脳」、前掲『育つ・学ぶ・癒す　脳図鑑21』
小枝達也・関あゆみ・竹内亜理子「コホート研究からみる発達のトラジェクトリー」、日本小児神経学会『脳と発達』第42巻総会号、二〇一〇年五月
小西行郎「胎児・乳児の運動能力」、正高信男編『赤ちゃんの認識世界』ミネルヴァ書房、一九九九年
小西行郎『赤ちゃんと脳科学』集英社新書、二〇〇三年
小西行郎『知れば楽しいおもしろい赤ちゃん学的保育入門』フレーベル館、二〇〇六年
小西行郎「発達障害は赤ちゃんのときから診断が可能でしょうか（回答）」、慶應義塾大学『教育と医学』第58巻№.６８６、二〇一〇年八月
酒木保『自閉症の子どもたち』ＰＨＰ新書、二〇〇一年
榊原洋一『アスペルガー症候群と学習障害』講談社＋α新書、二〇〇二年
榊原洋一『発達障害と子どもの生きる力』金剛出版、二〇〇九年
坂爪一幸「発達障害のある子への臨床からみた障害の変化」、前掲『いま、発達障害が増えているのか』
渋谷郁子「幼児における協調運動の遂行度と保育者からみた行動的問題との関連」、『特殊教育学研究』第46巻1号、二〇〇八年五月
高橋三郎・大野裕・染矢俊幸訳『ＤＳＭ―Ⅳ　精神疾患の診断・統計マニュアル』医学書院、一九九六年
田中哲「医療機関における発達障害関係の状態―梅ヶ丘病院での変化」、前掲『いま、発達障害が増えて

いるのか』
坪倉ひふみ「運動発達遅滞を主訴に来院した広汎性発達障害」、日本赤ちゃん学会編『赤ちゃん学カフェ』Ｖｏｌ．２、ひとなる書房、二〇〇九年
中田洋二郎『子どもの障害をどう受容するか』大月書店、二〇〇二年
橋本俊顕「軽度発達障害の理解と特別支援教育：高機能自閉症を中心に」、『日本小児科学会雑誌』第１１０巻９号、二〇〇六年九月
山口真美・金沢創『赤ちゃんの視覚と心の発達』東京大学出版会、二〇〇八年
若林明雄・東條吉邦・Simon Baron-Cohen・Sally Wheelwright「自閉症スペクトラム指数（ＡＱ）日本語版の標準化」、『心理学研究』第75巻1号、二〇〇四年四月
若林明雄「自閉症スペクトラムのアナログ研究」、前掲『発達障害の臨床心理学』
ジュディス・ピーコック著、上田勢子訳、汐見稔幸・田中千穂子監修『10代のメンタルヘルス⑩　ＡＤＤとＡＤＨＤ』大月書店、二〇〇五年
『年中児発達サポート事業（発達障害児等早期発見・早期療育支援事業）実施ガイドライン　平成22年4月改訂版』京都府健康福祉部障害者支援課、二〇一〇年
Mijna Hadders-Algra, Annelies M. C. Groothuis, *Quality of general movements in infancy is related to neurological dysfunction, ADHD, and aggressive behaviour*, Developmental Medicine & Child Neurology 1999, no.41, pp.381-391
Mijna Hadders-Algra, *The neuronal group selection theory: promising principles for understanding*

and treating developmental motor disorders, Developmental Medicine & Child Neurology 2000, no.42, pp.707–715
Osnat Teitelbaum, Tom Benton, Prithvi K. Shah, Andrea Prince, Joseph L. Kelly, and Philip Teitelbaum, *Eshkol–Wachman movement notation in diagnosis: The early detection of Asperger's Syndrome*, PNAS, vol.101, no.32, 2004, pp.11909–11914
藤田英典「岐路に立つ日本の教育（5）」、『月刊進研ニュース［中学版］』第220号、一九九七年八月 http://www.crn.or.jp/LIBRARY/TODAY/9708.HTM
「初体験『てつがくカフェ』・場の空気ってなに?」まさおさまの何でも倫理学　http://blog.goo.ne.jp/masaoonohara
「発達障害ってなんだろう?」ハマトリアム・カフェ通信　http://hamatorium.com/headlines/view/00013/00039

（アクセス確認／二〇一一年一〇月現在）

小西行郎（こにし ゆくお）

一九四七年香川県生まれ。京都大学医学部卒業。同志社大学赤ちゃん学研究センター教授。日本赤ちゃん学会理事長。オランダ留学、福井医科大学小児科、東京女子医科大学教授を経て現職。小児神経専門医として障害児医療をライフワークとし、診察・発達相談・講演会活動を行う。著書に『赤ちゃんと脳科学』（集英社新書）、『赤ちゃんのしぐさＢＯＯＫ』（海竜社）など。

発達《はったつ》障害《しょうがい》の子《こ》どもを理解《りかい》する

集英社新書〇六一六Ｉ

二〇一一年一一月二二日　第一刷発行
二〇一二年一〇月三一日　第三刷発行

著者……小西行郎《こにしゆくお》
発行者……加藤　潤
発行所……株式会社集英社
東京都千代田区一ツ橋二-五-一〇　郵便番号一〇一-八〇五〇
電話　〇三-三二三〇-六三九一（編集部）
〇三-三二三〇-六三九三（販売部）
〇三-三二三〇-六〇八〇（読者係）

装幀……原　研哉
印刷所……凸版印刷株式会社
製本所……加藤製本株式会社

定価はカバーに表示してあります。

ISBN 978-4-08-720616-6 C0247
Printed in Japan

a pilot of wisdom